혈액형 의학의
체질 이야기

Ⅳ권-간 기능계 질병과 당뇨병

공평 조대일 저

도서출판 **디 사 랑**

이끄는 말

"착각은 자유"라는 말이 있다.

우리는 언제부터인가 병원, 한의원, 약국에서는 환자를 치료함에 있어 '과학적'이라는 믿음을 갖고 있다.

그러나 안타깝게도 그것은 환자들의 착각이었고, 환상이었고, 희망사항이었다. 혈액을 분석하고, 세포를 분석하고, X레이를 찍고, 내시경을 들여다보고……. 여기까지는 누가 뭐래도 과학적이다. 이후 생명(인체)을 다룸에 있어서는 과학의 힘이 미치지 못한다.

즉, 비누를 이용하여 피부의 때나 옷 등에 묻은 기름을 제거할 수 있다. 그러나 비누를 이용하여 사람의 몸 속에 있는 때나 기름(지방)을 제거할 수는 없다.

또 합금을 만들 때 금이나 동, 철의 함량을 임의로 조절할 수 있다. 그러나 인체 속에서 부족한 철분이나 칼슘을 임의로 조절할 수는 없다.

이처럼 과학의 영향력은 아직 물질에 한정되어 있다.

이런 경우도 있다. 한 사람의 진맥만으로 그 사람의 부모, 자식들의 질병까지 정확하게 진단하는 사람이 있었다. 그곳에서는 진맥 후 한약을 짓는데, 기본이 다섯제(75일분)란다. 그런데 5년을 먹어도 질병의 차도가 없었다고 한다. 다시 말하면 분위기는 과학적이지만 실제는 실험이라는 뜻이다. 이것이 오늘날의 의료과학의 실체다.

그럼 질병을 치료하는 의학은 어디에 있는가? 답은 '생명학'

이다. 오늘날 서양의학계의 실정을 살펴보자. 이미 서양인들은 의학의 한계를 체험하고 대안을 찾는데 혈안이 되어있다. 영국에서는 이미 동양의학을 교육하는 국립대학교가 설립되었다. 미국에는 동양의학을 교육하는 대학교가 100곳이 넘는다고 들었다. 국제보건기구는 이미 환경과 유기농에 대한 정책에 초점을 맞추고 있다.

　동양의학은 생명학이다. 그런데 어느때부터인가 서양의학의 스피드에 쫓겨서 처방위주로 달리다 보니 생명학은 사라지고 화학구조에 매달려 서양의학의 흉내 내기에 바쁘다. 이제는 동양의학을 동양의학이라 말할 수 조차 없게 되었다는 것이다.

　이러한 시점에서 필자는 생명학을 되살려 보고자 30여년을 하루같이 노력해 왔다. 생명학은 무엇인가? 생명학은 생명체의 안전조건을 생명체 기준에 맞추어 확보하는 활동영역이다. 따라서 생명학의 근간은 현대과학의 바탕인 분석법이 아니고 관찰법이다. 그리고 과학은 보조수단으로 활용되어야 한다.

　이 글은 이러한 맥락에서 생명체(인체) 자체의 안전을 최우선으로 삼는다. 따라서 인체의 건강을 유지하기 위해서는 적성음식의 섭생을 우선한다.

　이는 휘발유 전용 자동차에 휘발유를 주유하는 것과 같다.

　다음으로 질병을 치료할 때 심장기능의 강화를 우선한다. 이는 자동차에 있어서 엔진을 점검하는 일과 같다.

　또 인체에서 氣와 血의 순환조화는 자동차에서 엔진에서 나오는 힘을 바퀴를 돌리는 힘으로 전환시키는 이러한 생명학의 근원은 우주의 이치에 있다. 우주이치(宇宙理致)의 핵심은 4계절에 있다. 4계절의 특징은 氣의 변화작용이다. 즉, 봄(폭발), 여름(배기), 가을(흡입), 겨울(압축)의 반복이다. 여기에 오차는 있을 수 없다.

인간도 우주작용의 산물이다. 다만 사용설명서가 없을 뿐이다. 아니다. 아직 사용설명서를 작성하지 못했다. 그 정확한 설명서를 만들기 위하여 지금 인류는 경쟁중이다.

인체 게놈지도가 완성되면 인간은 최소한 늙지 않고 병들지도 않는 청년 같은 모습으로 200년, 300년 살 줄 알았다. 그러나 그것마저 꿈이었다.

이 글은 꿈이 아닌 현실이다. 1990년 "당신도 의사가 될 수 있다"라는 제목으로 책을 출간한 이래, 꾸준히 독자들의 건강관리에 희망을 심고 있다. 꿈을 실현하는 과정이다. 아무쪼록 독자 제현들과의 만남을 행운으로 알고 성심을 다 할 것이다.

이 글을 읽고 있는 당신은 필자의 멘토입니다.

열 번, 백 번 반복하여 읽으시고 많은 이웃에게 적선하시고, 사랑을 전하세요.

2008. 12. .

戊子 晩秋 一占風 識

CONTENTS 차 례

제1장 간기능계 편

이끄는 말 ··· 3
1. 간기능계의 기관 ·· 11
2. 인체 간기능계의 역할 ··· 15
3. 간기능계의 이상 ·· 19
4. 간암은 없다 ·· 28
5. 간은 안전하다 ·· 42
    가. 간을 지키는 비결 / 42
    나. 간기능에 문제가 발생했을 때 / 45
    다. 기성(氣性)의 적성(適性)과 부적성(不適性) / 46
    라. 간기능계의 질환에 대한 대책 / 49
6. 처방(處方) ··· 62
    가. 황달과 흑달 그리고 간경화증에 대하여 / 63
    나. 담석증(담낭염, 담도결석 등) / 66
    다. 간염(간암) / 68
    라. 지방간 / 74
    마. 간비대증 / 77
    바. 12지장염과 암 / 78
    사. 췌장염과 암 / 80
    아. 눈병 / 81
    자. 백혈병 / 84
    차. 근 무력증 / 88
    카. 사지(四肢) 동통 / 91
    타. 협통(옆구리 통증) / 93

제2장 당뇨병

1. 당뇨병의 허상과 실체 ··97
   - 가. 당뇨병은 5장의 합병증이다 / 97
   - 나. 폐기관의 호흡기능 / 98
   - 다. 심장의 흉선과 갑상선 / 98
   - 라. 간장의 췌장 / 99
   - 마. 신장의 부신 / 100
   - 바. 비장 / 100

2. 당뇨병을 막아라(황당한 식이요법) ································101
   - 가. 운동을 하면 혈당수치가 떨어진다 / 101
   - 나. 설탕먹지마라, 당뇨 걸린다 / 102
   - 다. 과일을 먹지 마라 / 102
   - 라. 잡곡밥을 먹어라 / 103

3. 진짜 식이요법 ··104
   - 가. 체질식 / 105
   - 나. 과일은 먹어도 좋다(먹은 만큼 당 수치는 올라도 병이 악화되는 것은 아니다) / 106
   - 다. 조금씩 나누어 먹어라 / 107
   - 라. 땅을 파라. 황금이 나온다
     (田耕黃金出, 전경황금출) / 107

4. 당뇨병은 없다 ··108
   - 가. 심장뜸을 떠라(치매도 없다) / 109
   - 나. 상기증을 잡아라(늙지 않는다) / 110
   - 다. 당뇨병에 좋은 식약초 / 111
   - 라. 당뇨병은 없다 / 112
   - 마. 당뇨로부터 자유를 찾는다 / 115

제3장 생명학적 새로운 발견

1. 인체에 체질이 있다 ··· 118
2. 음식에도 성질특성이 있다 ······································ 120
3. 동서양의 위치 ··· 121
4. 인체와 기후관계 ··· 122
5. 지구에는 2개의 달력(캘린더)이 필요하다 ············· 124
6. 宇宙순환 원리 ··· 125
7. 삼초(三焦)의 실체 ·· 128
   가. 도면 / 129
   나. 三焦의 定義 / 130
8. 질병의 전이공식 ··· 134
9. 인체의 호흡기전 ··· 136
10. 탕화상기전 ··· 140
11. 인체출혈기전 ··· 142
12. 아토피(알러지), 천식, 비염 등의 기전 ················ 143
    가. 천식 / 143
    나. 알러지 / 143
    다. 비염 / 143
13. 암의 발생기전 ··· 145
14. 류머티스 관절염 ··· 147
15. 경기(驚氣), 간질, 자폐증, 우울증(조울증), 야뇨증,
    몽유병 등의 기전 ··· 148

16. 상기증(질병, 갱년기장애, 중풍, 치매, 노화,
    암 발생의 원인) ···151
17. 현기증과 빈혈 ··152
18. 인체해부학적 자침법 개발 ·································153
19. 디스크, 오십견, 좌골신경통 등의 치료법 개발 ········157
20. 팔다리 관절과 인대의 역학관계 ··························160
21. 타박, 절골 손상시 세포 재생법 ··························162
22. 노화기전 연구 ··164
23. 신경통 기전연구 ···165
24. 자연의 정화작용에 관하여 ·································167
25. 질병과 건강의 개념 ···170
26. 생명학의 태동 ··174
27. 공평(共平) 증후군 (산후풍) ·······························177
28. 천부경(天符經) ···186

참고문헌 ···190
맺는 말 ··195

제 1 장 간기능계 편

1. 간기능계의 기관

　간기능계의 기관이라 함은 간을 중심으로 간과 연관된 기관이라 말할 수 있다. 혈액형의학(공평의학)은 이러한 점이 현대의학과 차별되고 뿌리는 같지만 한의학과도 상당히 다른 차원이다.
　한의학은 두루뭉실하고 이것저것의 한계가 불분명 하지만 공평의학은 어느 부분도 그 한계가 분명한 것이 특징이라 말할 수 있다.
　다시 말하면 현대의학과 한의학의 장점들을 취합하고, 생명학적으로 그 이치가 우주이치와 일치하도록 연구한 내용이다.
　따라서 공평의학의 장점이라 하면, 이론과 실제가 함께 하고 일치한다는데 있다.
　예를 들면 지금까지의 현대의학계나 한의학계의 약이나 의술에 있어서 먹어보거나 치료를 받아봐야 효과가 있는지, 없는지 알 수 있다. 이러한 결과는 프로가 할 일이 아니다.
　즉, 의사나 환자나 약을 먹어봐야 그 효과를 알 수 있다면 누가 의사이고 환자인지 구별이 안된다는 결론에 도달한다.

그 결과로 의사나 한의사나 그 가족은 물론 그 자신의 건강조차 도 확신할 수 없는, 2008년 무자년(戊子年) 현재의 실제상황이다.

여기에 반하여 공평의학은 우연이나 희망사항이 아닌, 나을 수 있는 질환과 나을 수 없는 질환, 결과를 미리 알 수 있는 상황에서 복약이나 치료가 가능하다는 점이다. 또한 평상시의 음식, 술, 차, 약초까지도 이로운 것과 해로운 것을 정확히 분류하여 권함으로써 의료사상 초유의 예방의학이 가능하다는 점을 장점으로 꼽을 수 있다.

따라서 공평의학 이론을 공부하고 나면 진짜 프로가 된다.

이러한 맥락에서 간기능계에 대한 인체의 신비를 풀어본다.

간은 간기능계의 중심기관이다.

위치는 복막(중초)안 우측 횡경막 바로 아래 있으면서 왼쪽 위장 위쪽까지 뻗혀있다.

무게는 1.5kg(여 1.2kg)정도이며 4엽으로 구분된다.

간문맥을 통하여 영양을 접수하고, 담즙을 생성하며, 당대사(당분을 글리코겐으로 합성저장하고 필요에 따라서 포도당으로 변환), 단백질 대사(혈장단백질 특히 알부민), 지질대사(지방산의 합성과 분해, 지질외의 것으로부터 지질, 인지질, 콜레스테롤을 생산), 비타민 대사, 해독작용(모세혈관망에는 식작용이 왕성한 성상세포라는 특수 내피세포가 간으로 보내진 유독물질을 삼켜 무독화)을 한다.

쓸개(담)

쓸개는 담즙색소, 담즙산염을 포함한 알칼리성 액체를 담고 있다.

1일 담즙 분비량은 500~1000㎖이다.

담즙산염은 지질(기름기)을 물속에서 작은 알갱이로 분리시켜 유화액이 되도록 하며 지질의 표면적이 커져서 췌액이나 장액 속에 있는 소화효소인 리파아제(lypase)의 작용(지방산을 지방산과 글리세린으로 분해)을 받기 쉽도록 한다. 또 다른 작용은 분해된 지방산을 물에 녹기 쉽게 하여 장에서의 흡수를 돕는다. 소장내에 배출된 담즙산염의 90%는 다시 흡수되어 문맥을 통하여 간으로 환원, 담즙성분으로 재사용 된다.

※ 리파아제는 췌장에서 나오고 식물에서는 피마자 씨 속에 있다.

췌장

60~80g으로 길이는 12~15㎝이며 췌액은 중산화 이온을 혼합한 알칼리성 액체다(PH7.5~8).

췌액속에는 아밀라제(탄수화물분해), 인슐린(당분해), 리파아제(단백질분해) 중 산화나트륨(위액의 산성을 중화, 위액에 의한 소화를 정지) 등을 분비하여 소장내에서는 알칼리성 환경에서 소화가 진행되도록 한다.

12지장

12지장은 길이 25㎝로 후복막 속에 위치하고 있다.

12지장은 위장에서 음식물을 넘겨받아 간, 담, 췌장에서 분비하는 소화액을 섞어 발효시키는 발효실이다.

만약 이곳에서 발효되지 않는 음식물이 있다면 그 음식물은 더 이상 소화되지 못하고 대변으로 나올 수 밖에 없다. 12지장 점막에서는 콜레시스토키닌과 시크리틴(강염기성의 폴리펩타이드 호르몬)이 분비되어 혈액내로 들어가 앞의 콜레시스토키닌은 담낭근을 수축시켜 담즙을 배출케 하고, 시크리틴은 췌액분비를 촉진시킨다.

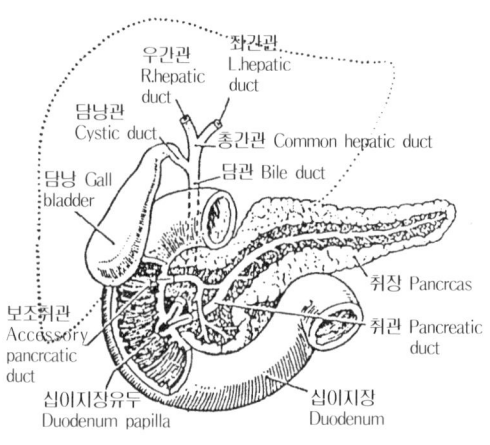

눈은 간기능계의 안테나 역이다. 간의 온갖 정보가 눈에 나타나 있으며 세상의 정보를 간으로 전달한다. 눈에 보이는 것, 물건, 색상, 크기, 모양, 멀고 가까운 거리측정, 어둡고 밝은 것, 처음 본 것, 자주 본 것 등 온갖 정보를 인체와 중계하는 역할을 한다. 따라서 그만큼 에너지 소모량도 일반기능에 비하여 월등하게 많다.

인체의 목 윗부분에서 사용하는 인체에너지 20%중 거의 절반에 가까운 9%를 눈이 사용한다.

옛사람들이 "그 사람의 정신은 눈에 있다"라고 할만하다.

일반적으로 눈이 아플때면 "정신이 없다"라는 말을 흔히들 한다. 그만큼 눈은 배의 등대요 비행기의 항로요 자동차의 도로와 같은 인간의 절대감각이다.

여기서 "왜 눈은 두개인가?"하는 질문을 던질 수 있다. 사람이 눈을 "보임의 작용"으로만 사용한다면 하나라도 충분하다. 그러나 보임 외에 사물의 움직임, 물질의 질량, 사물의 원근, 명암, 굴곡 등의 많은 부분을 눈으로 측정해야만 보임의 결과가 안전하기 때문이다.

사지와 근육

한의학에서는 四肢와 근육을 간의 기능계로 보아왔다.

물론 귀에 걸면 귀걸이요, 코에 걸면 코걸이가 될 수도 있다. 그러나 한의학상 5행(金木水火土)중의 하나로 묶어야 하는데 그 중에서 목(木)에 가장 가깝다는 이치(理致)에 의하여 간기능계에 배속된 듯하다.

간기능이 허약하면 사지가 나른하고, 피로를 느끼며, 근육에 힘이 들어가지 않는다. 따라서 근무력증은 간기능계 질환이라고 말할 수 있다.

2. 인체 간기능계의 역할

● 간은 영양을 저장한다.

간은 예금통장과 같다. 가정의 생활비를 예금통장에서 뽑아쓰는 가정이 대부분일 것이다. 만약 그 통장에 잔고가 없다면, 가족 모두가 힘이 없을 것이다. 한 가정의 살림살이를 책임지는 주부로부터 먹고 싶은 음식이나 입고 싶은 옷, 교통비 등 무엇이든 옹색해질 수 밖에 없다. 그렇게 되면 어른 아이 할 것 없이 기(氣)가 죽어 밖에 나가면 스스로 떳떳하지 못한 꼴이 된다.

인체도 이와 이치는 다르지 않다.

인체의 예금통장인 간에 영양이 없다면 인체를 운영하는데 문제가 발생한다. 이때 의사는 간에 저축된 영양이 비게 된 원인을 찾아야 한다.

크게 나누면 정신적 측면과 육체적 측면으로 나눌 수 있고, 육체적 측면에서는 내적요인과 외적요인으로 나눌 수 있다.

● 간은 에너지 수입의 진두지휘자다.

일반적으로 에너지라면 소화기관에서 흡수하는 것으로 되어있다. 틀린 말은 아니다. 그러나 흡수할 수 있는 조건은 간의 기능이다.

즉, 영양의 분해효소 발생(공급)이다. 이 문제는 지금까지의 결과가 의사나 환자 모두 지나쳐버린 중대한 문제다.

그 좋은 예로써 골다공증이나 음식의 적부적성을 들 수 있다.

일반적으로 지금 우리들이 먹고 있는 음식들 중에서 칼슘성분이 없는 음식은 거의 없다. 그럼에도 불구하고 골다공증 환자는 많다. 그 이유가 바로 간기능의 일부인 칼슘분해 효소의 생산불능이다. 여기에 의사들은 칼슘제제를 처방한다. 그럼 결과는 어떻게 나오는가? 칼슘 흡수는 여전히 불가능하고, 오히려 요산증이나 결석증, 통풍 등을 유발할 가능성만 높아진다. 심지어는 인체면역력을 약화시켜 당뇨병을 유발시킬 가능성 마저 키워간다.

이러한 행위는 마치 우는 아이를 때려서 울지 못하게 하려는 이치와 같은 것이다.

　즉, 인체가 필요로 하는 영양소가 있다면, 인체는 이미 그 영양소의 분해효소를 만들어 분비하도록 하고 있다. 그 기관이 바로 간이다. 그러나 어떤 이유로 간이 그 임무를 수행하지 못하거나, 하지 않으면 결국 영양실조가 되고 만다.

　어떤 사람의 간은 알콜분해 효소를 만들지 못하고, 어떤 사람은 독극물분해 효소를 만들지 못한다.

　한가지 예를 들어보자. 어떤 두 사람이 있는데 한 사람은 알콜분해 효소가 다량분비되고, 한 사람은 알콜분해 효소가 전혀 분비되지 않는다면 알콜분해 효소가 다량 분비되는 사람이 소주 1병을 마실 때, 분비되지 않는 사람이 소주 1잔(1병의 1/6~1/8)을 마셨다면 누가 더 술에 취하며, 음주측정시 누가 더 측정치가 높게 나오겠는가?

　인체가 흡수하는 에너지와 인체가 필요로 하는 모든 에너지는 간기능계에서 그 효소를 분비하지 않으면 에너지 흡수가 불가능하다.

　하나의 좋은 예로 "잘 먹고 잘 사는 법(SBS TV에서 방영된)"이란 책자를 보면, 미국인 의사가 동양인을 상대로 우유에 대한 조사를 했는데 80% 정도가 우유분해 효소가 분비되지 않음으로써 우유를 먹어도 흡수되지 않는다고 하였다.

● 간은 에너지 수요의 공급본부다.

　간은 내수(기초대사량)와 외수(활동대사량)의 에너지를 공급한다.
　전신 어느 곳에서 어떤 영양분을 원해도 간기능에 이상이 없는 한 모두 공급해 준다. 만약 어떤 채식주의자가 있다고 하자. 그런데 문제는 생각과는 달리 몸이 동물성 지방을 요구한다면 어떻게 될까?

공급이 가능하다. 아니면 공급이 불가능하다. 둘 중 하나는 정답이다. 결론은 공급이 가능하다. 인체 특히 간은 화학적 변화에 능하다. 그래서 인체는 화학공장이라고 까지 말하는 사람도 있다.

인체는 탄수화물을 지방으로 변환시킨다. 또 인체가 지방을 필요로 할 때는 지방분해 효소를 강하게 분비한다.

이러한 결과가 의사와 환자를 황당하게 하는 경우가 종종 있다. 어떤 환자가 건강검진을 받았다. 결과를 놓고 의사가 말했다. 이제부터는 술과 담배를 끊으세요. 지방간이 있습니다. 고기도 좀 줄이시구요. 환자 왈, 저는 원래부터 술 담배는 못하고요. 고기도 잘 안먹는데요!

이 정도 되면 의사와 환자간의 신뢰는 물론이고 서로가 황당해 할 뿐이다. 만약 이 환자가 냉성체질이라면 녹차나 커피를 즐겨 마셨거나 약수터에서 약수를 떠다가 열심히 마셨을 것이다.

또 이 환자가 열성체질이라면 인삼차나 꿀물, 또 영지나 오가피를 차로 끓여서 혹은 약제에 넣어서 복용했을 것이다.

혹자는, 녹차가 왜 지방간을 만들지? 하고 의문이 갈 것이다. 만약 냉성체질이 녹차를 마시게 되면 녹차 속의 냉성기분(冷性氣分)이 몸을 공격한다. 그럼 몸에서는 간기능이 이를 방어하고 해독한다. 그러나 이러한 일이 반복되면 간은 지치게 되고, 지치면 더 이상 간을 괴롭히지 말라는 뜻으로 지방을 긁어모아 간을 보호하기에 이른다. 그럼 이러한 간의 형태를 진단한 의사는 지방간이 있다고 판단하는 것이다.

좀 더 과학상식을 빌리면 녹차 속의 비타민 K가 응혈작용을 한다. 그럼 냉성체질은 선천적으로 응혈체이므로 밖에서 용혈성 음식이 들어와 주어야 몸의 평형을 유지할 수가 있는데 응혈성 음식인 녹차가 들어오므로 몸은 비상사태를 선포하게 되고, 각

장기관은 지방을 끌어모아 보호벽을 쌓게 된다. 물론 엎어치나 덮어치나 매 맞는 결과는 마찬가지다.

3. 간기능계의 이상

● 간에는 상화(相火)가 있다.

현대의학에서는 찾을 수 없는 용어이지만 한의학에서는 대단히 중요한 용어이며 꼭 짚어서 이것이라고 말할 수 없는 용어이기도 하다.

옛 의서에 이르기를 "간에는 상화가 있으니 간은 보하는 법이 없고, 사하는 법이 곧 보하는 법이다"라고 되어 있다.

이를 근거로 상화를 분석하면, 자연에서는 지열에 해당되고, 그 지열에 의하여 아지랑이나 안개가 피어나는 현상이다.

인체에서도 이와 같은 이치로, 간의 상화가 소통이 안되면 곧바로 가스가 차서 복부팽만증을 일으킨다. 복부가 팽만해지면 식욕이 없고 조금만 먹어도 배가 불러오며 대소변의 소통이 원활치 못하여 변비를 의심케 한다.

이때 설사를 시키거나 복부가스를 소멸시키면 복부팽만증이 사라지는데, 이를 두고 사하는 것이 곧 보라고 하는 것이다.

즉, 간을 튼튼하게 하여 상화가 발생하지 못하도록 하는 것과 설사를 시키는 일은 그 결과가 간을 안전하게 하는 일이 된다.

만약 당신의 몸에서 상화가 발생하여 복부팽만증으로 고생하고 있다면 이 글을 끝까지 읽음으로써 그 해결책이 나타날 것이다.

또한 이글은 이론에 그치지 않고 실제로 당신 뱃속의 가스를 제거해 줄 것이다.

● 피곤하다.

현재를 살아가고 있는 현대인들에게 피곤하다는 말은 어제 오늘의 일도 아니고 그렇다고 남녀노소의 구별된 일도 아니다. 모두가 다 피곤하고 짜증스러운 날들의 연속이다.

왜 그럴까?

필자가 자주 사용하는 문구가 있다. "문명의 발달과 행복지수는 반비례 한다."

왜 그럴까?

문명의 발달로 살기가 편해지고, 생활이 윤택해지면 따라서 행복도 더 커져야 정상일 텐데 왜 행복은 점점 더 오그라드는가?

그럼 행복과 불행은 무엇인가?

먼저 행복이란 '만족하다. 흡족하다. 기대이상이다'라고 할 때의 심리적 현상이다. 여기에 반한 불행이란 '부족하다. 불만스럽다. 기대이하이다'라고 할 때의 심리적 현상이다.

여기서 종교적 용어로 성찰이 필요하다. 나 자신을 살피고, 내 주위를 살피고, 내 처지를 살펴야 한다. 그리고 더 나아가서는 사회를 살피고, 역사를 살펴보자.

지금 아파트 생활자(크건 작건)를 기준으로 비교해 본다면 모든 사람들이 모두 행복에 겨워 지쳐 쓰러져야 할 판이다.

옛날 천석꾼이나 만석꾼이 이보다 더 편리하고 편하게 살았겠는가?

하나에서 열까지 어림도 없는 소리다.

사람이 피곤하다고 하는 결과는 대부분 세상사를 부정하는데서 출발한다. 물론 육체적 노동으로 피곤한 사람도 있지만 그것은 극소수에 불과하고 대부분 과음, 과식, 과용, 남용과 부정적 사고방식과 불평불만에 기인한다. 지금부터라도 긍정적 사고방식을 습관들이면 세상이 아름다워지고 만사가 즐거워진다.

즉, 부정적 사고방식은 스트레스를 낳고 스트레스는 간을 쉬 피곤하게 한다.

● 눈이 빨갛다.

지혜가 많은 사람들은 사람들의 눈만 보고도 그 사람의 마음을 읽는다고 한다. 그래서 눈을 마음의 창이라고도 말한다.

일찍이 서양에서는 홍체학이라는 인체진단학을 만들었다. 눈을 확대 촬영하여 눈에 나타난 현상으로 인체의 질병이나 그 흔적, 또는 현재 진행중인 질병들을 찾아낸다. 필자도 한때 심취하여 연구를 하였는데 문제는 기계가 있어야 하고, 판독기술을 익혀야 하는데 진단법으로는 대단히 유효하다. 진짜 문제는 치료대책이 없다는 점이다.

필자가 홍체학을 연구하면서 우리의 전통인 5운6기(五運六氣)학(사주팔자를 뽑고 입태사주를 뽑아 진단하는 법과 처방이 있다)과 너무나 진단정확도가 뛰어나다는 생각을 했다. 필자가 연구하던 중 5운6기학을 포기한 동기는 처방(치료법)이 맞지 않아서였다. 하지만 혈액형의학은 천부학(天符學)으로서 진단이 나오면 처방이 나오고, 처방을 쓰면 증상이 사라진다.

빨간눈은 만성피로에서 온다. 생활이나 삶이 불규칙한 사람, 만성 스트레스에 시달리는 사람에게 온다. 간이 시달리는 증상이다. 노란눈은 황달이다. 담낭의 이상이다.

눈이 맑으면서 붉은 기운이 도는 눈은 신경과민·신경쇠약증이다.

눈을 뜨면 무엇인가 날아다니거나 물결무늬가 번지거나 하는 것 등은 영양부족으로 보식하고 휴식하면 낫는데 주로 50대 이

후에 잘 나타나고 고령일수록 심해지는데 그것은 안구대사가 원활하지 않기 때문이다.

요즈음은 어린아이나 젊은이들도 안구대사가 원활하지 못한 증상들이 꽤나 많은 것 같다. 안구대사가 원활하지 못하면 안구건조증, 시력감퇴, 눈물이 비강으로 흘러가지 못하고 누로가 막혀 눈물이 밖(얼굴)으로 흐른다.

눈물이 밖으로 흐르는 증상은 특히 노인들에게 많다.

● 가스가 찬다.

앞에서도 설명했지만 복부에 가스가 차는 것은 담즙분비의 이상이다. 담즙분비량이 적으면 12지장에서 발효시간이 늦어진다. 발효시간이 늦어지면 가스가 발생한다. 이 현상은 고추장을 담으면 삭히는 과정에서 부글부글 괸다. 김치도 술도 어떠한 발효식품도 발효되는 과정에서 부글부글 가스가 발생한다.

12지장에서도 발효시간이 늦어지면 늦어진 만큼 가스발생이 많아지고, 가스가 많아지면 배출과 분해가 늦어져서 복부팽만증을 일으킨다.

또 가스가 많아지면 12지장에서 위장으로 밀려나간다. 그럼 위장에서는 음식물이 새로 들어온 줄 알고 위산분비가 일어난다. 음식은 없는데 위산이 분비되면 위염이 발생한다. 그래도 이러한 증상이 계속되면 신트림(신물이 목으로 넘어오는 것)이 나온다. 이러한 사람은 12지장에서 제대로 발효가 되지 않아서 영양의 흡수도 불가능해 진다. 인체는 12지장에서 음식물이 발효된 만큼만 소장에서 흡수 가능하게 되어 있다.

만약 12지장에서 음식물이 전혀 발효되지 않았다면 그 음식물은 그대로 변으로 나오고 만다. 이것이 복부가스의 실제 정체다.

문제는 가스가 찼을 때 몸이 이를 분해 내지 배출시키지 못하면 그 가스가 세포활동을 방해하는데 있다.

인체에서 세포활동이 원활하지 못하면 우선 무기력하고 움직이는게 싫어지며 생각이 아둔해지고 면역력이 떨어져 만병의 발생을 방임하고 발생하는 만병의 근원이 된다.

● 대변이 불규칙하다.

변비가 발생하는 질환은 신장기능의 문제이지만 대변이 불규칙하다면 그것은 간기능의 문제이다. 간과 대장과의 관계는 긴밀하다. 즉, 대장의 이상증상은 곧 간의 이상으로 나타날 수 있다(대장암 환자의 다음 전이기관은 간이다. 99%). 대변 색깔이 황색이면 담즙분비가 정상이고 황색이 아니면 담즙분비가 비정상이라는 뜻이다. 즉, 황색변을 볼 수 있는 사람은 최소한 생명의 중심이 안전하다는 뜻이다. 만약 어떤 사람에게 생명의 중심이 무너지면 그것을 중풍(中風)이라고 한다. 이는 중심이 바람에 흔들리고 있다는 증거다.

이처럼 대변에는 깊은 뜻이 담겨져 있다. 따라서 대변의 색깔이 황색이라는 의미는 중심(소화기관의, 또는 생명의 중심장부인 비장)이 자신의 색을 표현하고 있으니 흔들리지 않고 있다는 뜻이다.

예를 들어 사람은 녹변, 흑변, 적변, 백변을 본다. 이를테면 녹변(녹리, 푸른똥, 푸른색 설사)을 보는 현상은 소장(심장)에 문제가 발생했다는 뜻이고, 흑리(검은똥, 검은색 설사)은 담낭(간)에 문제가 발생했다는 뜻이고, 적리(적변, 붉은색 설사)는 위장(비장)에 문제가 발생했다는 뜻이고, 백리(白痢 : 곱똥, 흰색 설사)는 방광(신장)에 이상이 발생했다는 뜻이며, 황리(노란색 설사)는 대장

(폐)에 이상이 발생했다는 뜻이다. 즉, 변을 볼 수 있도록 작용하는 기관은 폐와 간이다. 따라서 폐, 간, 신장의 장기관이 조화를 이루지 못하면 위와 같이 5리(五痢)가 발생한다.

이는 5행과 5장 5부의 이치다.

이로써 변만 잘 살펴보아도 인체의 어느 곳에 질병의 조짐이나 발생의 상황을 미루어 알 수 있는 것이다.

그리고 배변의 불규칙은 간기능계의 이상을 호소하는 알람과 같은 것이다.

간은 생명의 어머니와 같은 역할을 담당하므로 좋지 않은 음식이 체내로 유입되면 생명력(생명영위의 氣)에 정보를 입력, 즉시 장을 청소하도록 하는 것이다.

● 담이 결린다.

담이 결린다는 말은 서양의학에는 없는 말이다. 담결림의 원인은 두 가지다. 하나는 심장기능 약화와 하나는 간기능 약화다. 현대의학적으로 풀면 일종의 근육경련이다.

그런데 문제는 담결림이 돌아다닌다. 어느 때는 가슴, 어느 때는 옆구리, 어느 때는 등에서 결림이 일어난다. 그래서 서양의학에서는 근육경련에 신경성을 더한다. 해결책은 진통제와 근육이완제 주사다. 그럼 낫기는 낫는다. 문제는 '근본치료와 원인은 무엇인가'이다.

민간요법으로는 따뜻하게 또는 뜨겁게 찜질을 해주면 풀린다. 또 휴식을 취해도 풀린다. 그런데 흔히 담이 들 때는 무리한 힘을 사용할 때, 운동하다가 순간적으로 호흡이 엇박자 될 때, 피곤할 때 잘 결린다. 필자의 가전으로는 송진과 피마자를 짓이긴 고약을 따뜻하게 화로에 구워 붙였다.

필자가 약을 연구하면서부터 담결림에는 심장에 뜸이 최고라는 사실을 발견했다.

 그러나 '더 근본적인 원인은 어디에 있을까?'하는 의문을 버리지 못하고 계속 추적한 결과, 담은 항상 막강부위에서만 결린다는 사실을 발견했다. 즉, 갈비뼈가 있는 부위(가슴, 등, 옆구리 등)이다. 해부학적으로 살펴보면 갈비뼈가 있는 부위에는 막강이 있다. 막강의 중심은 횡격맥이고, 횡격막은 폐, 심장, 간장의 영역이다.

 따라서 몸이 피곤에 지치거나 심장, 호흡(폐), 간에 이상이 발생하면 막강내 체액의 흐름에 문제가 발생하고, 이 현상에 기인하여 담결림이 일어난다는 사실을 발견하게 되었다. 참고로 필자는 어려서부터 몸을 아끼지 않는 성격으로 무리한 힘을 자주 사용하다 보니 3일이 멀다하고 담이 결렸다.

 어느 때는 길을 걷다가도 갑자기 담이 결리면 호흡을 제대로 할 수가 없어 그 자리에 가만히 서 있거나 한쪽에 쪼그리고 앉아 한참동안 호흡조절을 하고 난 뒤 새색시 걸음으로 몸을 움직이곤 했었다.

● 오른쪽 등이나 어깨가 무겁거나 아프다.

 일반적으로 팔이 아프다면 오십견 또는 사십견이란 말들을 많이 한다. 이것이 의학적으로는 견비통이다. 그런데 많은 환자를 상담해 보니 열성체질은 오른쪽 팔이, 냉성체질은 왼쪽팔에 이상이 80~90%로 나타났다.

 그 이유를 찾아보니 체질적 필연이라는 결론이 나왔다.

 즉, 열성체질은 선천적으로 폐와 간기능이 약하게 되어 있는데 폐와 간의 중심은 우측이다. 그러니 우측팔이 아플 확률이 단연 높은 것이다. 냉성체질은 선천적으로 신장과 심장기능이 약한데, 심장과 신장의 중심이 좌측이니 좌측팔이 아플 확률이 높을 수 밖에 없는 것이다.

참고로 덧붙이면 견비통이 한쪽이면 목디스크가 원인이고, 양쪽이면 심장이 원인인데 이는 체질과는 다르다. 여기서 왼쪽 견비통이 치료를 해도 잘 낫지 않으면 그 원인은 심장에 있고, 우측 견비통이 치료를 해도 잘 낫지 않으면 그 원인은 간에 있다는 사실을 잊어서는 안된다.

또 오른쪽 등(견갑골 주위)이 아프거나 무엇인가에 눌리는 기분, 또는 우측팔이 무겁게 느껴지면서 꼬집어 말할 수는 없어도 기분나쁜 증상이 있다면 그것은 십중팔구 간기능계의 이상이라고 보아야 한다.

문제는 사람들이 알고 있는 건강상식이다. 이런 이야기를 들으면 병원에 가서 검사를 받는다. 그리고 "병원에서 아무 이상이 없습니다."라는 진단을 받게 되면 쓸데없는 걱정을 했다는 식으로 잊어버린다. 여기서부터 문제가 발생한다. 병원에서 이상이 있다는 진단의 내용은 대부분 기관상의 이상을 말한다.

생명학적 이상이란, 기능적 이상까지를 포함한다. 그래서 이럴 경우 간기능계의 이상에 대하여 느낄 수 있는 몇가지 질문을 던지면 틀림없이 간기능에 이상이 있다는 것을 발견하게 된다.

예를 들면 '한 가정의 병'이란 주제를 놓고 풀어보자. 의학적 질병이란 가장이나 가모가 죽거나 장애인이 되어야 질병이란 진단을 내린다.

하지만 한의학이나 혈액형의학에서는 가장이나 가모, 특히 가장이 직장생활에서 감봉이나 징계, 좌천, 실직, 퇴직 등 모두가 질병진단의 대상이 된다. 이러한 상황들이 가정의 정상궤도를 이탈하게 되기 때문이다.

혈액형의학에서 체질을 기준할 때, 발에서도 같은 공식이 적용된다. 즉, 발목을 잘 삔다(염좌, 접지르다)든가 발바닥에 굳은살, 티눈 등이 열성체질은 오른쪽, 냉성체질은 왼쪽에 잘 나타나고 많이 나타난다.

● 얼굴에 검은 빛(검푸른)이 돈다.

간암환자들의 꽤 많은 사람들의 초기증상을 들어보면 감기증상인줄 알고 약을 사서 먹다가 잘 낫지 않고 심상치 않아서 병원에 갔더니 간암이라 하더라 하는 경우다.

왜 그럴까? 이럴 경우 의사들은 '간은 침묵의 장기다'라는 말을 많이 인용한다. 하지만 세상의 모든 변화는 예시가 있다. 지진이 일어나도, 태풍이 불어도, 도둑을 맞아도, 사람이 사고로 상하는 일까지도 반드시 예시가 있다. 하물며 인체에 죽음의 질병이 찾아오는데 어찌 예시가 없겠는가?

오른쪽 옆구리가 차든가, 시리든가, 저리든가, 가끔씩 찌르든가, 묵직하든가, 뜨끔하든가, 배에 까스가 갑자기 차든가, 하다못해 가족이나 친척들의 꿈속에서라도 예시가 나타난다. 하지만 우리들의 현재 살아가는 일상들이 너무도 긴박하게, 그리고 숨막히게 돌아가므로 순간순간 망각하고 차일피일 미루다가 또는 지식만 앞세우다가 지혜가 막혀 소 잃고 외양간 고치기가 일쑤다.

얼굴에 검은빛이 돈다는 것은 몸에 이상은 물론 관상학적으로도 불길한 사건의 예시(조짐, 징후)라고 판단한다. 이럴 때 병이라면 죽음의 예시요, 사업이라면 부도의 예시요, 여행이라면 사고의 예시가 된다.

이를 생명학적으로 풀어보면 피부는 폐기능이요, 감기도 폐기능계의 이상이니 다음은 묻지마 간이다. 즉, 아버지가 병들면 어머니의 고생은 받아놓은 밥상이다.

하지만 당장 괴로움은 자식들이 당하는 것과 이치는 같은 것이다.

눈은 마음의 창이라는 말이 있는데, 한 발짝 더 나아가 얼굴은 몸의 거울이다. 그래서 예로부터 한방에서 사용하는 진단중 망진(望診)이라는 진단법이 있다. 망진에 의하면, 얼굴색이 검을 때는 신장기능의 이상, 검프를 때는 간기능의 이상, 누렇게 떠있는 상황은 비장기능의 이상, 붉게 상기 되었을 때는 심장기능의 이상, 하얗게 질려있을 때는 폐기능의 이상으로 판단한다.

4. 간암은 없다.

간암을 혈액형의학적으로 정의한다면, "5장의 기능저하에 의한 간기능계의 질병으로 회복하기 어렵고, 죽음에 이르게 된 상황"이라고 풀 수 있다.

필자가 혈액형의학을 정립 창시하기 전부터 필자는 암에 이르기 전 단계에서 질병을 치료한다면 그리고 완치한다면, 암에 이르지 않을 것이라는 확신을 가지고 연구를 시작했다.

지금도 그 원칙에는 변함이 없다.

그렇다. 무슨 암이든 간에 반드시 예시가 있고, 또 전단계, 전전단계가 있다.

즉, 암의 전단계나 전전단계에서 질병의 진행을 차단한다면 세상에서 암이란 존재하지도, 존재 할 수도 없다는 게 혈액형의학의 원리이자 원칙이다. 따라서 혈액형의학은 예방의학이라 말할 수 있다.

예를 들면 간기능에 이상이 생기지 않도록 할 수 있고, 간기능에 이상이 생겼다면 그 이상을 치료할 수 있고, 간염이 생겼다면 간염을 치료할 수 있고, 더 이상 악화가 안되도록 막을 수 있다. 그래서 암이 발생할 수 있는 모든 조건을 사전에 차단함으로써 암이 존재할 수 없도록 하는 것이다.

이 글을 읽는 혹자 또는 병원을 전전하시는 분이나 의학계에 지식이 있으신 분들은 "미친 소리"라고 일축 해 버릴 수도 있다. 만약 이 같이 생각하는 분들이 있다고 한다면 필자로서도 어찌할 수는 없는 노릇이다.

하지만 필자가 천부(天符)를 내세운 이상, 필자 자신이 허언을 용서할 수 없다. 그럼 천부는 무슨 뜻인가?

황제내경의 운기학을 보라. 아니면 단군시대에 있었던 8조지교중 우주이치를 설명한 글에 천부경이 있다. 이를 모른다면 논쟁을 멈추고 그냥 따르라. 그럼 한평생 건강에 대한 걱정은 사라질 것이다.

황달

간질환 중에 황달이란 질병이 있다. 황달이란 어떤 이유로 담즙이 담도로 흐르지 못하고 몸이 흡수하여 눈, 손, 발, 피부가 황색을 띠게 되는 질병이다. 황달의 특징은 사람에 따라 6일에서 6개월 정도 외부에 나타났다가 사라진다. 황달현상이 사라지면 사람들은 황달증상이 치료된 줄 착각한다. 치료되는 것이 아니고 증상만 잠적하는 것이다.

따라서 황달이 나타나면 즉시 치료를 해야 한다. 황달은 일부 간염 일때도 나타날 수 있다.

황달증상이 악화되면 흑달이 되는데, 흑달이란 간경변(간경화)을 의미한다. 간경변은 준암에 해당한다. 물론 간경변이 암이 되는 경우도 있다고 한다. 간경변이 되면 죽음을 기다리던가 아니면 간이식을 하게 된다.

필자의 지인 중에 간경변으로 우리나라 최초 간이식수술을 받았는데 필자의 권고를 무시하고 지내다가 어느날 한마디 유언도 못하고 떠나버렸다.

간암이나 간경변은 악화되면 식도출혈이 나타나고 식도출혈이 나타나면 죽음이 임박했다는 뜻이다.

어린이 황달은 유아기 때 흔히 담도의 이상이나 담즙분비의 이상으로 잘 나타난다. 어린이 황달일 때 의사들은 비장이 커졌다는 말을 잘한다. 즉, 간질환의 다음 전이기관은 비장기능계이기 때문이다.

이는 혈액형의학의 원리·이치와 부합된다.

간염

간염은 간 내부의 순환장애로 인하여 염증이 발생하는 증상이다. 간염에는 만성간염, 급성간염, 전격성간염, 약물성간염, 바이러스성간염(A, B, C 등) 등이 있다. 여기서 A형 간염을 제외하고 모두가 악화되면 간암으로 발전할 가능성이 매우 높다. 간염이 발생하면 GOP, GPT 수치가 하늘 높은 줄 모르고 올라간다.

GOP, GPT 수치가 올라가는 현상은 그 만큼 인체가 아미노산을 많이 필요로 한다고 보아야 할 것이다. 아미노산은 단백질의 성분인데 30여종이 있으며 인체에서 필요한 필수아미노산은 10종, 비필수아미노산이 8종이다.

생명이 유지되기 위해서는 지방, 단백질, 탄수화물, 비타민, 미네날 등이 기초적으로 구비되어야 하는데 지방과 탄수화물은 주로 에너지로 사용되고, 비타민은 생명조율, 미네랄은 인체기관조직에 주로 관여하며, 단백질은 세포조성과 정보 전달체 역할을 주로 한다.

　인체 속의 5장에서 폐, 심장, 신장은 생명을 운용하고 비장과 간은 에너지의 수입과 지출을 운용한다. 따라서 간염은 에너지의 수입·지출에 충격을 줄 수 있다.

　즉, GOP와 GPT가 분해된 단백질에서 아미노산을 합성하는 역할을 하는데 그 수치가 올라간다고 하는 현상은, 곧 프로테아제(단백질 분해요소)의 부족으로 볼 수 있다.

　예를 들면 인체에서 심장기능이 약하여 체내 열이 부족할 때 체내로 들어오는 음식물에 열을 가하기 위하여 구강이 뜨거워진다. 이때 더운 음식이나 더운 성질의 음식을 먹어주지 않고 찬 음식을 먹어주면 구강 내의 열은 더욱 올라간다.

　구강 내의 열이 지속적으로 상승되어 있게 되면 구강염이 발생하고 구강염이 지속되면 베체트씨병이 발생된다.

　GOP, GPT의 수치가 상승하는 현상도 이치가 이와 같다.

지방간

　지방간은 어떤 이유로 간이 지속적 괴롭힘을 당할 때 간이 스스로를 보호하기 위하여 지방을 끌어모아 간 주위 또는 간 세포간에 지방을 쌓아 간 보호막을 형성시킨다.

　지방간 진단을 받은 환자들과 상담을 해보면, 진단시 의사들에게 듣는 이야기가 대부분 동일하다.

　술, 담배를 끊으세요.

　지방질 섭취를 줄이세요.

　운동을 하세요. 등이다.

　여기서 현대의학은 대중요법이지 생명에 대한 체계적 이론이나 의학의 기초가 부족하다는 결정적 증거가 된다. 그 이유로 의사의 권고사항인 "술·담배를 끊으세요"란 대목에서 환자가 "저 술·담배 못하는데요?"라고 하면 의사는 벙 떠서 할 말을 잃어버리고 얼버무린다. 이 내용은 많은 환자들의 소리다. 또 의사는 질병에 대한 전문지식이 없이 유행어에만 민감하고, 너무도 서양 의존적이 되었기 때문이다.

왜 술·담배를 하지 않는데도 지방간이 쌓였을까?

혈액형의학적 원리는 이렇다. 즉, 체질에 해로운 부적성 음식을 지속적으로 복용하게 되면, 첫머리의 설명처럼 간이 스스로를 보호하기 위하여 지방을 간 주위로 끌어모으기 때문이다.

두 번째 권고인 "지방 섭취를 줄이세요"에서 환자가 "저는 고기를 잘 안먹고 김치나 야채 위주로 먹는데요"라고 하면 의사는 또 한번 기절한다.

세 번째 권고인 "운동하세요" 이때 환자가 "저 운동 많이 하는데요"라고 하면 의사는 이유를 찾지 못한다.

최소한 의사는 환자에게 증상에 대한 원리를 설명하고 생활 속에서 그에 반하는 행위를 찾아 개선하고 좋은 습관을 길들이도록 권고해야 한다.

그런데 원리를 모르니 형식적, 유행어적 몇마디 권고를 할 수밖에 없다. 그나마 환자의 생활습관과 맞아떨어지면 천만다행인데 엇맞으면 의사의 체면이 말이 아니다. 이래서야 환자가 어찌 의사를 의지하고 믿고 따르겠는가!

이러한 상황에서 나온 신조어가 있다. "간접흡연이 직접흡연보다 더욱 치명적일 수 있습니다."

지방간의 원리를 설명하면, 예를 들어 냉성체질이 녹차를 한 잔씩이라도 매일 마시면 지방간이 될 수 있다. 또 열성체질이 인삼차 한잔이라도 매일 마시면 지방간이 될 수 있다.

간비대

간비대는 간 자체가 커지는 질환이다. 성장판의 활동으로 커지는 것이 아니고, 간의 역할이 중요해 질 때 커질 수 있다. 즉, 폐, 대장 기능의 이상이 질병으로 전환될 때 간은 커진다. 왜 커질까?

옛말에 "간이 부었다. 간이 크다. 간댕이가 부어서 배 밖으로 나왔다. 간 큰 놈이 큰 일을 저지른다."는 등의 말이 많다.

사주철학자는 사주에 관(官)이 없으면 무법자라고 한다. 예를 든다면 여자가 관이 없을 때 남편이 없다는 뜻과 남자를 우습게 여기는 천성이 있다. 남자가 관이 없으면 자식이 없다는 뜻과 법을 무시하고 살아가는 천성이 있다.

인체에서도 이치가 이와 같다. 간의 관이 폐이기 때문이다. 관이 없거나 무능하면 스스로 관의 역할까지 해야 되니, 커질 수밖에 없는 것이다.

따라서 간이 커지고 있다는 뜻은, 폐 기능계에 심각한 질병이 진행중이라는 의미가 있는 것이다. 즉, 간이 커졌다는 의미는 삶을 포기했다는 생명학적 의미가 담겨있다. 그래서 세상에서 제일 무서운 사람은 삶을 포기한 사람이라고 한다.

뒷일에 대한 미련이 없으니 몸 가는대로 마음 가는대로 거침없는 행동이 나온다.

상식에도 어긋나고 도덕적으로나 법적으로 어긋난 행동을 하는 사람을 보고 흔히들 간댕이가 부었다라고 하는 것은 이러한 의미가 내포된 말이다.

이 내용을 조용히 음미해 보면 간이 부을 수 밖에 없다는 결론이 나올 것이다. 급성간비대증도 있다. 식사도 거르고 술을 부어라 마셔라 하게 되면 간이 붓는다. 술은 마시면 열이 난다. 그래서 동양학적으로 술을 불로 본다. 불에 약한 것은 폐(쇠)다. 폐가 불의 공격을 심하게 받았으니 상처를 받은 것은 자명하다. 폐가 상처를 받았으니 간은 자연스레 커질 수 밖에 없다. 왜냐면 술을 부어라 마셔라 하는 행위는 이미 상식적·습관적 원칙(법)을 무시한 행위이므로 결국은 법의 제재를 받아야 하고(간비대), 그 제재의 수단이 생명을 잃는 것(처벌)이 된다.

누차 반복해서 강조하지만, 인체 내 5장의 관계는 관이 무너지면 커진다. 간이 무너지면 비장이 커지고, 비장이 무너지면 신장이 커지고, 신장이 무너지면 심장이 커지고 심장이 무너지면 폐가 커지고, 폐가 무너지면 간이 커진다. 이러한 원리가 생명의 이치요, 우주의 이치이다.

12지장염

12지장은 의학적으로 소화기관의 일부에 지나지 않는다. 그러나 인체가 영양학적으로 안전한가, 불안전한가는 전적으로 12지장의 활동 여하에 달렸다.

앞에서도 밝혔지만 12지장은 인체가 섭생하는 모든 음식물 속의 영양소를 인체가 흡수할 수 있도록 발효시키는 발효공장이다. 음식의 발효는 뜨거울 때 잘되고 차가우면 잘 안된다. 예를 들어 밥이나 여러 가지 음식은 여름에는 잘 쉬지만 겨울에는 잘 쉬지 않는다.

옛날 어머님들께서 술을 담글 때, 술동이를 아랫목에 놓아두고 이부자리로 덮어 놓는다. 쌀밥은 잘 쉬지만 현미밥이나 보리밥은 잘 쉬지 않는다. 보리차는 잘 쉬지 않지만 옥수수차는 잘 쉰다.

또 김치를 따뜻한 곳에 두면 빨리 익고, 시간이 가면 시어진다. 그러나 김치를 담을 때 감잎이나 도토리잎, 뽕잎 등을 넣으면 빨리 익지 않는다. 즉, 빨리 시어지지 않고 생김치처럼 신선한 맛을 오래 간직한다.

인체의 위장에서는 음식물이 위산과 섞여 신맛을 낸다. 그래서 위장에서는 음식이 발효되지 않는다. 하지만 12지장에 음식물이 들어가 담즙, 간즙, 췌액, 12지장액이 섞이면 짠맛으로 변한다.

즉, 감잎이나 도토리잎 같은 류는 신맛을 내거나 비타민C를 즐겨먹게 되면 소화장애를 일으킬 수 있다.

앞에서도 설명했지만 발효시키는 데는 절대적으로 열이 필요하다. 인체의 발효실인 12지장의 위치는 후복막안 대동맥 대정맥이 있는, 그리고 신장이 있는 곳이다. 즉, 인체 내에서 열이 가장 높은 곳에 있다.

또 한가지의 신비 : 짠맛은 살아있는 인체 내에서 열을 가열시킨다.

여기서 문제는 부적성 음식이 지속적으로 12지장에 유입되면 12지장 활동이 장애를 받아 12지장액이 줄어들고, 12지장액이 줄어들면 위에서 산성화된 음식물을 알칼리화 시키지 못하고, 음식물이 알칼리화가 되지 않으면 발효가 되지 않고, 발효가 되지 않으면 가스가 발생하고, 가스가 발생되면 위에는 위산이 다시 분비되고, 분비된 위산이 신트림으로 목으로 넘어오지 않으면, 다시 12지장으로 내려가 음식물을 더욱 산성화 시킨다.

이렇게 되면 12지장은 궤양을 앓게 되고 궤양이 심해지면 12지장암이 된다. 이를 정리하면, 인체에 부적성 음식을 공급함으로써 일파가 만파되고, 그 만파가 죽음을 부른다.

일반적인 상식으로는 12지장은 소화기관의 일부로 그저 음식물이 지나가는 짧은(약25cm) 통로쯤으로 생각하기 쉽다.

그러나 그것은 착각이요, 오산이요, 무지의 소치다. 만약 12지장에서 음식이 발효되지 않으면 위장에서 위산으로 버무려진 상태의 음식물이 그대로 대장에 쌓였다가 대변으로 나오고 만다.

만약 그렇게 된다면 사람은 영양소를 흡수할 방법이 없어 지치고 피곤하여 삶에 의미를 잃게 된다.

쌩똥 싼다

사람들은 대부분 어떤 일을 하거나 긴장을 하거나 조바심을 내거나 하면 대변이 보고 싶은 경우, 또는 소변이 보고 싶은 경우 등이 있다.

사람이 긴장을 하게 되면 몸이 수축되고, 몸이 수축되면 체압이 올라간다. 이때 대변이 마렵다. 이러한 증상은 보편적으로 열성체질에서 많이 나타난다. 반대로, 긴장을 하게 되면 에너지가 급속히 소모되고 체온이 떨어져서 소변이 자주 마려운 사람이 있다. 이러한 증상은 보편적으로 냉성체질에서 많이 나타난다.

사람이 매를 맞거나 생명에 위협을 느끼는 다급한 상황이 되면 몸이 사시나무 떨리듯이 떨리면서 9중궁궐 열두 대문이 열리면서 정신은 온데 간데 없고 쌩똥이 나온다.

이런 경우도 있다. 식후에 쉬지도 못하고 곧바로 힘에 겨운 노동을 할 경우 복근에 자주 힘을 가하므로 이때 음식이 12지장에서 발효가 되어야 하는데 체압을 높이기 위하여 반복적으로 장에 공기가 유입되어 밀어내기식 쌩똥이 나온다.

여기서 왜 장으로 공기가 유입되는가?

정상적이라면 12지장에서 음식이 발효되고, 이때 인체가 필요로 하는 장압은 12지장에서 음식이 발효될 때 발생하는 가스로 공급이 되는데 시간적 여유가 없이 반복적으로 인체가 무리한 힘을 사용하므로 미처 발생하지 못한 가스 대신 공기가 유입되어 체압을 높이는 것이다. 또 12지장에서 음식이 발효되지 못했으니, 수입된 영양이 없으므로 힘을 낼 수 있는 에너지가 없다. 이러한 현상이 반복되면 사람들은 뼈와 가죽만 남게 된다. 그리고 12지장은 습관적으로 12지장 문을 열어 놓아 음식물이 발효될 수 있는 공간 확보가 안되어 뱃속은 늘 부글거리면서 절반쯤 쌩똥이 나오면서 속병(소화기병)을 앓게 된다.

이러한 현상은 조선시대 천민들이 그러했고, 일제치하에서 우리들 부모님들이 그러했고, 6.25전쟁을 치루면서 우리들 부모형제들이 그러했고, 전쟁이 끝나고도 못사는 농민·노동자들이 그러했다. 참으로 안타까운 비극의 현장들이었다.

여기서 생명체는 물리학적 공식과는 관계가 없다. 생명학적 적응과 변화가 있을 뿐이다. 즉. 상황에 따라서 인체의 기관이 대응하는 현상, 이 정보를 찾는 일이 곧 기초의학을 다지는 일일 것이다.

췌장염

췌장염은 췌장기관에 어떤 이유로 기혈의 순환장애시 일어날 수 있는 질환이다.

여기서 참고로, 일반인들이나 한의학계에서는 '췌장 = 이자 = 지라 = 비장'이라는 등식을 고정관념화 하고 있다. 왜냐하면, 우리의 국어사전에 이렇게 되어있다.

즉, 췌장편을 찾으면 이자라 되어 있고, 이자편을 찾으면 지라라 되어 있고, 지라편을 찾으면 비장으로 되어 있다. 언제부터 누군가에 의하여 어떻게 이런 일이 일어날 수 있는지 참으로 딱한 일이다.

지금 우리나라는 중진국을 넘어 선진국으로 가려하는 마당이다. 따라서 의학입국을 외치며 줄기세포 운운하는 판국이다. 이러한 오류가 국어사전을 만들어 낸 학자들 탓인지 국가 정책 탓인지 잘은 모르겠다. 하지만 인체해부도만 보아도 췌장과 비장은 엄연히 별개의 장기라는 것은 유치원생들도 알법한 내용이다. 하루가 멀다하고 '세계화'를 외치는 한의학계도 자성할 일이다. 어떻게 이런 황당한 관습적 토대 위에서 감히 세계화를 외칠 수 있는지 묻고 싶을 뿐이다.

2006년 1월 16일자 신문을 보면 "환자가 기가막혀"라는 제하의 글을 읽어본 독자들이라면 필자의 이 안타까운 심정을 이해할 것으로 믿는다. 비장은 인체에서 5장 6부중의 장에 해당하는 장기관이며, 췌장은 호르몬분비 기관의 하나로서, 위치·생김새·기능 등이 완전히 다름에도 불구하고, 하나의 장기가 이명(異名)을 가지고 있는 것처럼 인식하고 있다는 사실에 대하여 필자는 이해 할 수가 없다.

잠깐 안타까운 심정을 토로하다 보니 샛길로 빠진 듯 하다.

호르몬분비기관의 이상은 5장 6부의 합병증으로 보아야 타당하다고 할 것이다.

물론 연관된 주관 장기관은 정해져 있다.

예를 든다면, 호르몬분비기관은 인체해부도에 나오는 것처럼 송과선, 뇌하수체, 갑상선, 부갑상선, 흉선, 위, 부신, 췌장, 십이지장, 고환, 난소 등이다.

여기서 5장과 연관된 호르몬기관을 연결하면 심장과 흉선, 갑상선, 부갑상선, 비장과 위, 간과 췌장, 12지장, 신장과 송과선, 뇌하수체, 부신, 고환, 난소가 그것이다.

따라서 췌장은 간장과 연관되어 있지만, 그 이상(질환)은 5장의 합병증에 속한다. 췌장염은 앞의 설명대로 5장의 환경이 획기적으로 변화하지 않고 습관대로 진행된다면 치료 불가능하며, 악화된다면 췌장암으로 발전 할 수 있다. 췌장에서 분비하는 호르몬은 인슐린과 글루카곤이다. 이는 혈당 조절에 관여하고 있다.

눈병

필자는 눈을 간의 안테나라고 칭한다. 또한 눈은 인간활동의 첨병이라 할 것이다. 혹자는 눈을 보고 그 사람의 마음을 읽는다 하고, 혹자는 눈을 보고 그 사람의 정신을 본다 하고, 혹자는 눈을 보고 그 사람의 정기를 느낀다고 한다.

또 눈을 마음의 창이라고도 하고, 그 사람의 혼불이라고도 한다.

아무튼 눈은 생명체의 등불이요, 등대지기임에는 틀림이 없다. 그만큼 중요한 기관이다. 중요한 만큼 질환도 많다.

눈병에는 약시, 시력저하, 눈물샘에서 눈물 분비가 적어 일어나는 안구건조증, 누관이 막혀 눈물이 밖으로 흐르는 누관폐색, 결막염, 안적, 백내장, 녹내장, 그 이름도 유명한 아폴로 눈병, 눈알러지, 유행성 안질 등 무수히 많다. 또 노인성 안질환에는 거미줄이나 머리카락이 나르기도 하고, 물결이 치기도 하며, 안개가 끼기도 하는 등 이름없는 질병들도 있다.

시력저하에는 근시, 원시, 난시, 시간시 등도 있다.

안질환을 유발하는 원인으로는 간기능과 연관이 많다. 영양이 부족하여 발생 할 수도 있고, 세균성 질환 일수도 있고, 상기증에 의한 뇌압의 상승으로 발생 할 수도 있다.

또 눈은 혹사시키거나, TV 등을 가까이 보거나, 강한 빛에 의하여 발생하기도 한다.

필자가 그 동안 상담하고 경험한 안질환 중 가장 높은 비율로 나타나는 현상은 단연 상기증에 의한 것이었다.

상기증은 스트레스나 심장과 신장의 부조화시, 노화 등에 의하여 발생되는데, 상기증이 발생되면 제일 먼저 안압이 올라간다. 안압이 올라가면 시신경에서부터 눈꺼풀까지 몽땅 재조절되어야 하는데, 부분적으로 조절되지 않을 때 갑자기 시력을 상실하기도 한다. 따라서 안질환의 치료는 최우선적으로 상기증을 다스려야 한다.

상기증을 잘 다스리게 되면, 목 위로 얼굴, 머리 부분의 모든 질환을 다스리는 근본이 된다.

사시 발생의 문제점

사시는 얼굴은 정면인데 눈은 옆을 봄으로써 상대방에게 좋은 이미지를 심어주지 못하는 어려움이 있다. 곁눈질하는 것도 같고, 흘기는 것 같기도 하고, 상대방을 무시하는 것 같기도 하고, 똑바로 얼굴과 눈이 일치하지 않음으로써 신뢰를 잃게 되는 문제점이 있다.

이러한 사시 발생의 원인은 유아기때, 가까이 있는 물건을 자주 보게 하는 데서 발생한다. 가장 많은 원인으로 아기들의 젖병이다.

아이가 엄마젖을 빨 때는 아예 시각 조절이 안되어 문제의 소지가 없는데, 젖병을 빨 때는 문제가 된다. 문제가 되는 시각거리는 20㎝ 전후이다. 30㎝ 이상되는 거리의 물건을 볼 때는 전혀 문제가 없다. 여기서 힌트를 얻어 '사시예방젖병'을 특허출원 등록까지 했으나 자금이 없어 생산은 하지 못했다.

사람의 눈앞에 어떤 물건을 30㎝의 거리에서부터 눈앞으로 서서히 이동시키면 사람에 따라서 조금씩 차이가 나기는 하지만

20㎝ 전후에서 두 눈동자가 중앙으로 모인다. 이 실험을 반복시키면 누구나 사시가 될 수 있다.

유아기 때는, 인간이 태어나서 성장하는 과정 중 가장 급속도로 성장하는 시기이며, 또한 인체의 적응력 구조가 단련되지 않아서 변하기 쉬운 시기이다. 이때 365일 매일 우유병을 붙들고 우유를 빤다. 이때 눈을 감고 빨면 하등의 문제가 없는데 눈을 뜨고 빨기 때문에 문제가 발생한다.

즉, 무의식 중에 눈이 모아지는 훈련이 되어 사시가 되어 버리는 것이다.

따라서 어린이들 모유먹이기는 사시를 예방할 뿐만 아니라 엄마와 아기 간에 사랑과 정의 나눔이며, 영양과 건강을 그 어떤 방법보다 더 충족시킬 수 있으며, 그 어떤 방법보다 경제학적이다. 또한 엄마의 건강과 스트레스 해소에 그 어떤 방법보다 더 효과적이다.

백혈병

백혈병은 혈액암이라고도 한다. 백혈병에 대해서는 아직 필자도 낫는다는 보장은 할 수 없는 딘게다. 또한 아직 정확한 기전을 발견하지 못했다.

다만 백혈병에 걸리면 비장이 커진다는 이유로 간기능계의 질환이 아닐까? 하는 생각을 하면서 그간 연구하고 임상한 내용을 소개하고자 한다.

먼저 백혈병의 증상은, 현대의학에서 밝힌 바에 의하면, 심계항진(동계, 두근거림), 숨참, 어지러움, 발열, 코나 잇몸피하출혈 등이 잦고 빈혈증상 등이 있다.

이러한 증상은 첫째 상기증(심장과 신장의 조화가 무너져 열감은 상체에서, 냉감은 하체에서 느끼는 증상)이며, 둘째는 심장질환(동계, 숨참, 어지러움 등)이며, 셋째는 간장질환(비장종대, 현기증, 빈혈 등)이고, 넷째는 신장질환(백혈구 이상 증가, 동계 등)이며, 다섯째는 폐기능질환(발열, 림프절 종창 등) 등으로, 5장의 기능 저하에 의한 5장 합병증으로 보인다.

필자의 경험에 의하면, 조카 한사람이 만성 백혈병으로 초기 발견되어 병원치료를 받은 일 없이 완치한 예이다. 그리고 수 많은 빈혈증환자들 그리고 재생불량성 빈혈환자로 골수이식을 받기 위하여 대기중이던 상태를 건강한 모습으로 바꾸어 놓은 것 등이다.

이러한 실전경험에 의하여 내린 결론이 혈액질환의 시작은 신장과 심장이지만 폐와 간장기능까지 확대 되었을 때 나타나는 질병이 백혈병이나 재생불량성 빈혈 등이라는 것이다.

또 불치병이나 난치병들은 대부분 신장과 심장에 뿌리를 두고 있다.

예를 들면 당뇨병 배체트증후군, 루프스종, 중풍, 치매, 우울증, 신경쇠약증, 간질, 정신질환 등이다.

5. 간은 안전하다.

가. 간을 지키는 비결

건강을 지키는 비결이 있다면 그것은 처음부터 끝까지 자신의 체질에 맞는 음식을 먹어야 한다. 그러나 오늘날, 사람들은 그렇지를 못하고 있다. 너무도 지식이나 과학에만 매달리고 있으니 그럴 수밖에 없지 않겠는가?

체질도 모르고 음식물 구분도 못한다. 오직 능한 것은 영양가가 있느냐 없느냐, 어떤 영양분이 있느냐 하는 정도다.

음식물의 선택에는 반드시 순서가 있어야 한다. 즉, 기(氣), 향(香), 색(色), 미(味)가 그것이다. 영양이란 미(味) 다음의 이야기다. 여기서 절대 중요한 것은 기(氣)의 적부적이다. 기성분이 맞지 않으면 천금을 주고 먹는 음식이라도 병을 줄 뿐 건강은 주지 않는다. 그러나 사람들은 지식이란 그늘 아래서 분별력을 잃어버리고, 그저 남이 하니까 나도 따라서 하고, 남이 권하니까 먹고, 그러다 죽으면 할 말도 못한다. 물론 죽으면 말을 할 수는 없지만…….

생명체란? 우리들 사람의 눈에 보이지도 않는 세균들도 죽는 곳과 사는 곳을 알고 산다.

또 눈에 보이는 곤충이나 벌레, 짐승들도 스스로 몸에 맞는 것과 맞지 않는 것들을 분별하면서 살아간다.

하물며 생명체의 왕이요 만물의 영장이라고 하는 사람이 똥오줌도 분별을 못하고 사는 꼴이라니 심히 안타깝다 하지 않을 수 없는 노릇이다.

사정이 이러하다 보니 음식을 먹고 나서 설사를 하거나 배가 아프거나 머리가 아프거나 토하거나 하면 병원 문만 죽어라 두들긴다. 그러나 또 그 음식을 먹는다.

특히 보약이라든가, 외제 값비싼 무슨 무슨 약이라고 하면 사족을 못쓴다. 죽든지 말든지 일단 먹고 보자는 식이다. 이러한 무분별한 섭생이 간을 망가뜨리고 생명을 죽음으로 몰고 가는 직접적인 원인이 된다.

그렇다면 어떤 음식을 어떻게 먹어야 올바른 섭생이라고 말할 수 있는가?

이 또한 처음의 이야기와 같다. 자신의 체질에 맞는 음식을 골라 적당히 먹어주는 것이다. 체질이란 자동차에 비유하면 휘발유를 사용하는 자동차와, 경유를 사용하는 디젤 자동차, 가스를 사용하는 가스자동차가 있듯이, 사람들도 원래 태어날 때부터 휘발유, 디젤, 가스전용엔진처럼 쌀밥체질, 빵체질로 구분된다. 이것을 지키자는 것이다. 쌀밥체질인데도 빵을 먹는다면 휘발유 자동차에 경유를 넣고 달리려는 운전수와 조금도 다르지 않다. 곧 자동차가 망가져 공장에 수리를 부탁하듯 사람도 곧 질병이 유발되어 수리공장인 병원 문을 두드리지 않을 수 없게 된다.

그것도 간에서부터 문제가 발생할 수 있다. 몸(체질)에 맞지 않는 음식을 먹었을 때 몸은 무조건 독으로 인식, 간이 수고(해독)를 해야 하는데, 이러한 상황이 반복되면 간이 과로로 쓰러지기 때문이다.

그렇다면 체질이란 도대체 무엇을 말하는가? 그렇다. 체질이란 최초로 3000여년전 쓰여진 것으로 추측되는 황제내경에 나타난다. 황제의 질문에 소사라는 명의가 답하기를, "인간에게는 다섯가지 체질이 있으니 곧 5상체질이다"라고 말한다.

여기서 중요한 것은 어떤 실체나 분명한 기준이 있는 것이 아니고 추상적 이론이라는 점이다. 그 이후 필자가 비로소 혈액형을 기준하여 체질을 밝혔으니 곧 열성체질과 냉성체질이다. 즉, 당신의 혈액형이 A형이나 B형이라면 냉성체질로서 쌀밥을 먹어야한다. 만약 빵이나 보리밥이나 현미밥을 먹는다면 간은 과로(해독하느라고)로 지치게 되고 지치면 몸에 병소가 만들어진다.

또 당신의 혈액형이 O형이나 AB형이라면 열성체질로서 빵이나 보리밥, 현미밥 등을 먹어야 한다. 그런데 쌀밥이나 삼계탕, 옻닭 등을 먹는다면 간은 과로로 지쳐 쓰러지게 된다.

이처럼 혈액형을 기준하는 체질과 체질식이 사람을 건강하게 하고, 간을 안전하게 하며, 질병을 치료하거나 예방하는데 보다 더 효과적으로 대처할 수가 있다.

나. 간기능에 문제가 발생했을 때

간기능에 문제가 발생했다면 어떤 상태를 말하는가?

우선 몸이 나른하고 무기력하며, 식욕이 감퇴되고, 의욕이 사라지며, 매사 짜증스럽고 자신도 모르는 화가 잘 난다. 하지만 의학적으로는 아무런 이상을 발견할 수 없다.

그것은 간기능이 저하되므로 하여 체내의 기, 혈액, 내분비계통의 흐름이 더디어 지기 때문이다. 이것을 도미노현상이라 한다.

사람의 몸은 식사, 호흡, 기, 혈액, 호르몬 등 여러 계통의 흐름이 하나의 시스템으로 이루어지기 때문이다. 예를 들어 어떤 사람이 떡이나 고구마를 먹다가 체했다고 하면(강하게-식도에 공기의 이동이 불가능하도록) 호흡, 기순환, 혈액순환, 호르몬 분비 등이 차례로 멎어 버린다.

또 어떤 사람이 화상으로 피부호흡이 불가능하게 되었다고 하면 먼저 정맥혈, 동맥혈, 호흡, 내분비 등의 흐름이 도미노처럼 차례로 멎어 버린다.

또 어떤 사람이 수혈을 하는데 부작용으로 혈관의 일부가 굳어진다면 인체의 전 기능이 차례로 멈추어 버린다.

따라서 인체의 모든 기능은 어떤 한 기능의 문제도 전체에 같은 비중으로 작용하고 같은 영향을 받는다.

그럼 간기능에 문제가 발생하는 원인은 어디에 있는가?

인간이 살아가고 생명을 유지하기 위해서는 필수적으로 규칙적 에너지 공급이 필요하다.

문제는 인체에 매일 수시로 공급되는 에너지의 기성분(氣成分)의 기성(氣性)이다. 에너지에 있어서 기성은 열, 온, 평, 냉, 한으로 분류할 수 있다. 열과 한은 인체에 크게 작용하며, 온과 냉은 작은 파장을 일으키고, 평은 파장을 일으키지 않는다.

여기서 파장이란 무엇을 말하는가?

쉽게 표현하면 인체와 음식물과의 싸움이다. 인체가 아무런 부담도 없이 활용 할 수 있는 음식물이 적성식품이다. 부적성 식품은 인체가 활용하되 상처나 부상을 입는 식품이다. 즉. 그 부상을 치료하는 기관이 곧 간이다. 따라서 부상이 잦게 되면 간이 피곤하게 되고, 피곤하면 문제가 발생되는 것이다.

다. 기성(氣性)의 적성(適性)과 부적성(不適性)

인체에는 체질이 있고, 음식에는 기성이 있다.

인체의 체질에는 열성체질과 냉성체질이 있다. 열성체질은 혈액형 O형과 AB형이고, 냉성체질은 혈액형 A형과 B형이다.

열성체질은 알칼리성 체질이고, 용혈성 체질이다.

냉성체질은 산성체질이고, 응혈성 체질이다.

열성체질은 냉성식품이 적성에 맞고, 열성식품은 부적성이다.

냉성체질은 열성식품이 적성에 맞고, 냉성식품은 부적성이다.

열성체질이 냉성식품을 먹게 되면 질병이 치료되고, 열성식품을 먹게 되면 발병한다.

냉성체질이 열성식품을 먹게 되면 건강하게 되고, 냉성식품을 먹게 되면 건강이 무너진다.

이것이 적성과 부적성의 원리이며, 건강과 질병의 갈림이며, 치료와 불치의 결과가 된다.

지금까지 동양의학에서는 추상적 이론이 주체적이었으며, 서양의학에서는 기성을 무시하고 영양분(성분)에만 가치를 두었으므로 의학의 기초가 부실한 결과를 초래했다.

기초가 부실하였으므로 날로 발전하는 의학의술에도 불구하고 늘상 결과는 부실했다.

이제는 그 부실의 실체가 밝혀졌으므로 그 실체를 들여다 보자.

열성체질(혈액형 O형, AB형)의 적성식품, 약품

- 생수, 냉수, 약수, 보리차, 결명자차, 녹차(홍차), 커피, 생즙, 녹즙, 우유, 쥬스
- 보리, 밀, 메밀, 현미, 녹두, 팥, 귀리
- 가물치, 오징어, 낙지, 문어, 게
- 개고기, 오리고기, 돼지고기, 거위, 청둥오리
- 막걸리, 맥주, 와인, 포도주
- 결명자, 다명(녹차), 노회(알로에), 선인장, 쇠뜨기, 석고, 백설탕, 포도당 주사, 자석

열성체질(혈액형 O형, AB형)의 부적성식품, 약품

- 인삼차, 꿀차, 영지차, 오가피차
- 소주, 양주, 보드카, 오가피주(빼갈), 인삼주
- 복어, 염소, 흑염소, 양, 노루, 사슴, 소
- 꿀, 로얄제리, 화분, 프로폴리스, 봉침
- 부자, 인산, 영지, 오가피, 옻, 소금, 알부민주사, 식염수주사 (링거액)

이러한 부적성 식약품을 열성체질 소유자가 섭생하게 되면 폐와 간을 상하고 심장과 신장의 조화를 무너뜨려 만병의 원인을 만든다.

만약 어떤 치료를 받을시 제아무리 좋은 약을 복용하고 좋은 치료를 받는다 하더라도 부적성 식품을 먹는다면 그 효과는 제자리걸음이나 더욱 악화 될 수도 있다. 그러한 경우를 많이 보아 왔다. 따라서 치료도 중요하지만 치료환경은 더욱 중요하다. 경

우에 따라서는 어떤 질병에 치료를 하지 않고 적성식품만 잘 골라 먹어도 자연치유 되는 경우가 많다는 사실을 기억해두면 좋을 것이다.

냉성체질(혈액형 A형, B형)의 적성식품, 약품

- 숭늉, 인삼차, 꿀물, 꿀차, 영지차, 오가피차, 양유(양젖)
- 쌀, 찹쌀, 조, 수수, 기장
- 소주, 양주, 오가피주, 백세주, 인삼주, 기타 증류주
- 복어, 염소, 흑염소, 양, 노루, 사슴, 소고기
- 꿀, 화분, 로얄제리, 프로폴리스, 봉침
- 부자, 인삼, 영지, 오가피, 옻, 알브민주사, 링거주사(식염수), 소금(죽염), 황(흑)설탕

냉성체질(혈액형 A형, B형)의 부적성식품, 약품

- 생수, 냉수, 약수, 녹즙, 야채즙, 생과일즙, 녹차, 커피, 우유
- 보리, 밀, 메밀, 귀리, 녹두, 팥, 현미, 흑미
- 막걸리, 맥주, 와인, 포도주
- 가물치, 게, 오징어, 낙지, 문어, 한치, 회
- 개고기, 오리고기, 거위, 청둥오리, 오리알, 거위알
- 결명자, 쇠뜨기, 석고, 알로에, 선인장, 자석, 다명, 교맥, 대맥, 소맥

이러한 부적성 식약품을 냉성체질이 섭생하게 되면 먼저 심장과 신장을 상하게 되고 폐와 간기능을 무너뜨려 만병의 원인을 만든다.

이 역시 어떤 치료를 받아도 부적성 식약을 섭생하고 있는 한 치료의 길은 멀고도 험하다. 따라서 어떤 질병이 치료되느냐 불

치병이나 난치병이 되느냐 하는 것은 적성식품을 먹느냐 부적성 식품을 먹느냐에 달렸다.

이 점을 명심하지 않으면, 건강한 삶이란 대낮에 하늘에서 별을 찾아보려는 것과 같은 것이다.

간단한 예를 들면 냉성체질 당뇨환자가 보리밥을 먹으면서 당뇨를 치료한다거나 변비환자가 녹차를 마시면서 변비를 치료하려는 것과 같은 것이다.

라. 간기능계의 질환에 대한 대책

지금까지 인체 간기능계의 일반적·보편적 정보와 혈액형 의학적 개념에 대하여 살펴보았다.

동양의학이나 서양의학이나 기타 민속적, 또는 새로운 시도의 많은 대안들이 인체를 진단한다. 필자가 아는 바로는 보편적으로 진단이 정확하다는 홍체학이나 5운6기학 등도 여기에 속한다.

여기서 문제는 매다. 즉, "꿩 잡는 게 매다"라는 속담처럼, 질병을 확실하게 치료하는 방법이다. 진단이 제아무리 정확한들 무엇하겠는가?

필자가 자나깨나 고민하는 곳이 바로 이 대목이다. 치료방법이다.

진단이야 조금 틀린다 해도 건강만 찾으면 된다. 물론 학술적으로는 정확해야 하겠지만 의술을 팔아주는 고객은 환자다. 고객 충족이 최우선이다.

의학은 고객 만족을 위한 서비스다.

그러나 질병이란 난제를 놓고 풀어가는 과정이 출발부터 잘못되어 버렸다.

인체는 생명체다. 그 생명체 중에서도 생명이 단 하나뿐이다.

식물은 여러 개의 생명을 갖는다. 즉, 나뭇가지를 하나 꺾거나 잘라서 묻어 놓으면 똑같은 나무로 살아간다. 하지만 사람의 팔뚝이나 손가락을 잘라서 묻어놓으면 똑같은 사람으로 살아가지 못한다. 그것은 생명체 중 생명이 하나인 동물과, 생명이 여러 개인 식물의 다름이다. 그래서 생명체는 생명의 원리대로 즉, 생명학적으로 풀어야 된다는 것이다. 그러나 안타깝게도 생명체를 물리학적으로 풀어내려다가 절벽에 봉착한 것이다. 너무 멀어져 버린 것이다. 그럼 동양의학은 어떠한가? 아직도 저 끝도 갓도 없는 시베리아 벌판, 아니 우주공간에서 헤매고 있는 꼴이다.

다행히도 역사는 짧지만 생명학을 바탕으로 질병이란 난제를 풀어내는 의학의술이 탄생하였으니, 이름하여 혈액형의학이다.

혈액형 의학에서는 질병을 풀어내는 방법이 두 가지다. 즉. 열성체질과 냉성체질별로 푼다.

물리학과 생명학이 근본적으로 다르듯 열성체질과 냉성체질도 질병의 근원이 다르다. 그래서 대책도 다르다.

관리 대책은 무엇인가?

관리란 건강한 몸을 어떻게 하면 잘 유지하고, 그 유지가 살아있는 마지막 날까지 안정되고 일관되게 하고자 하는 방법일 것이다.

그러기 위해서는 체질에 대한 원리를 알아야 한다. 즉, 휘발유 엔진인가, 디젤 엔진인가, 냉성체질은 산성이며 응혈성이다. 따라서 생명을 유지하는 공급에너지가 알칼리성이며 용혈성이어야 한다.

열성체질은 알칼리성이며 용혈성이다. 따라서 생명을 유지하는 공급에너지가 산성이며 응혈성이어야 한다.

구체적 내용은 앞쪽(다, 기성의 적성과 부적성 참고)에 자세히 설명되어 있다.

그리고 간기능계에 이상이 발생하면 약을 먹거나 치료를 받거나 관계없이, 간기능계 바탕의 향상을 위하여 필수적으로 실천해야 할 몇 가지 포인트가 있다. 이 몇 가지를 실천하면 치료를 받지 않아도 치료될 수도 있고, 치료를 받으면 그 효과에 놀랄 것이다.

- 앞에서 열거한 체질에 맞는 적성 식약품을 골라 먹는다.
- 부적성 식약품은 무조건 멀리한다.
- 일주일에 1회 장청소를 한다. 장청소는 피마자 기름으로 하는데, 토요일 저녁에 소주잔으로 1잔을 마시고 잔다. 사람에 따라서, 2시간 또는 새벽이나 아침, 또는 아침 식사 뒤에 설사를 하게 된다. 만약 설사를 4회 이상 나올때는 맑은물을 끓여서 1분 간격으로 1컵씩 마셔주면 몇분만에 곧 멎는다. 중요한 것은 피마자 기름으로 설사할 경우 사람이 피곤하지 않다는 장점이 있다. 그리고 피마자 기름은, 평일 저녁 잠자리에 티스폰으로 1개씩 먹어주면, 종합영양제(비타민 3종 이상, 미네랄 3종 이상) 역할을 한다.
- 식사는 절대 배부르지 않게 먹는다.

그리고 체질적으로는 다음과 같은 기초치료법이 있다. 이것으로 노노 치료가 가능하며, 전문가도 필요 없고, 누구나 가정에서 쉽게 할 수 있는 방법이다.

열성체질일 경우

- 열성체질에 맞는 적성 식약품은 무엇이든 약이다.
- 쇠뜨기나 쇠뜨기의 포자인 '토필'을 보리차 처럼 연하게 달여놓고 하루 2회에서 수시로 복용하되 경우나 상황에 따라서 조절한다.
- 알로에를 길이 5~10cm로 잘라 껍질을 깎아버리고 복용하되

1일 2~3회 복용한다. 복용시간은 공복시(식전)가 가장 좋다.
- 케일녹즙을 1일 2회 조석 공복으로 1컵씩이 좋다.
- 황백피 분말이 좋다. 증상이 가벼울 땐 T스푼 1개, 증상이 무거울 땐 밥스푼으로 1개를 식후 물 마시는 시간에 복용한다.

냉성체질일 경우

- 냉성체질에 맞는 적성 식품은 무엇이든 약이다.
- 심장기능을 강화시키는 심장뜸을 반드시 떠야한다. 심장기능을 강화하는 쑥뜸법 "혈액형 의학의 체질이야기 제1권"을 참고한다.
- 쑥을 깨끗하게 채취하여 잘 말려 두었다가 보리차처럼 달여서 수시로 복용한다.
- 황백피 분말을 복용한다.

치료

간기능계 질환에 대한 치료법은 대단히 많다. 사람에 따라서 자기치료법이 있는데, 듣는 데로, 권하는 데로, 보는 데로 실천하자면 수 백년의 시간이 걸릴 것이다. 사람의 생명은 그처럼 길지 않다. 그래서 전문가가 필요하고 또 원칙이 필요하다.

예를 들면 A라는 사람이 이것을 했는데 나았다고 하여 B라는 사람이 따라하면 낫는가? 물론 나을 수도 있지만, 낫지 않을 수도 있고 잘못되면 죽을 수도 있다. 이러한 어려움들이 곳곳에 있다. 그래서 원칙이 필요하다.

다음에 열거할 내용들은 어디까지나 참고사항이다. 그것은 생명의 주인이 자신이기 때문이다. 이 세상 그 누구도 책임질 수 있는 사람은 단 한사람도 없다. 비록 부모형제 자식 중 어떤 사람이라도 책임질 수 없고 또한 책임도 없다.

오직 책임이 있다고 하면 생명의 주인인 자신뿐이라는 점을 염두에 새겨야 한다.

먼저 치료법에는 기술적 측면이 있고 식약적(복약) 치료법이 있다.

환자 자신의 상황이나 환경에 따라서 선택하고 실행할 수 있는 방법들이 있기를 희망하면서 그 방법들의 장단점과 주의할 점들을 논할 것이다.

침(針)

침술하면 세 살짜리도 알 정도로 일반적이고 보편화된 상식이다. 그러나 전문가들도 원리를 잘 모르는 사람들이 많다.

먼저 침구사가 명의든 돌팔이든 간에 꼭 지켜야 할 원칙이 있다. 이 원칙을 지키지 않는다면 반드시 문제가 발생할 수 있고 치료하는 자나 치료받는 자나 모두 후회하게 될 것이다.

원래 한의학에서 전해오는 격언에 의하면 일침이구삼약(一針二灸三藥)이라 했다. 하지만 이 말의 본질을 제대로 이해하고 있는 사람들은 전문가나 비전문가를 떠나서 별로 없는 것 같다.

해설하면 의사가 환자의 치료에 임하여 먼저 침으로서 기(氣)를 뚫고, 그 막힌 곳을 뜸으로서 원활하게 하고, 약으로서 보완하여 원상을 회복시키는 의사의 기술을 의미한 말이다. 즉, 응급처치의 순서다. 그러나 요즈음 사람들의 인식은 침과 뜸과 약을 분류하여 특화하고 있다. 그리고 한쪽 기술(즉, 반쪽 기술)만을 익히고 나서 자신의 기술이 으뜸이라고 자랑하며, 침 놓는 자는 침이 제일이라 하고, 뜸뜨는 자는 뜸이 제일이라 하고, 약 짓는 자는 약이 제일이라고 하는 우스꽝스러운 사태가 되어 버렸다.

다시 말하면 의사는 모든 기술을 익혀서 환자가 원하는 치료를 하는 것이 아니고 환자의 몸이 무엇을 원하는지에 대하여 대처를 해야 한다는 뜻이다.

즉. 생명이 하나인 환자의 몸을 분리하여 다스릴 수 없다는 이야기다.

그러나 언제부터인가 기술을 분리하고, 분리된 반쪽 기술로 환자를 대하고, 서로서로 자신의 기술이 최고라고 떠들어 댄다. 이러한 현상은 환자에 대한 책임은 없고 환자가 가지고 있는 돈에만 관심이 있는, 진실을 외면한 이기적 발상이라 하지 않을 수 없다.

따라서 침은 침대로 장단점이 있고, 침의 적능이 있으며, 뜸은 뜸대로 장단점과 적능이 있고, 약은 약대로 장단점과 적능이 있음을 알아야 하고, 의자는 공히 이들의 장점을 살리고 적능을 알아서 환자의 몸이 무엇을 바라고 있는지를 명확히 읽어서, 그 요구를 수용해야 할 것이다. 이렇게 함으로써 비로소 의사의 직분과 소임을 다했다고 할 것이다.

따라서 침의 장단점과 적능을 살펴보면 다음과 같다.

- **장점**…위급을 구하는데 가장 신속하다. 막힌 기혈을 뚫는데 이보다 정확하고 좋은 방법은 없다. 기는 혈(穴)을 다스림으로 뚫고, 혈(血)은 말초를 사함으로 통하게 한다. 특별히 장소에 연연하지 않으며, 발병 즉석에서 시술이 가능하다. 또한 위급 중에서 혈압으로 쓰러졌거나, 기절했거나, 고열이 발동하였을 시, 즉석에서 말초를 사혈함으로써 장차 닥칠 뇌출혈이나 뇌경색, 뇌세포 손상을 막을 수 있다는 사실은 작금에도 가히 기적이라 하지 않을 수 없을 것이다.

- **단점**…'침의 기적'에 버금가는 단점도 있다. 침을 무서워하거나 싫어하는 사람에게는 시술하기 힘들다. 또 침을 꽂으면 거꾸로 기절하는 사람이 있다.

이 점은 의사의 자질과 능력에 관한 문제가 되겠지만, 침의

사고가 있다. 즉. 침을 맞고 죽는다든가 침을 맞고 신경에 손상이 발생하는 등의 단점이 있다.

- **요점**(침시술에 앞서 반드시 알아야 할 사항)
  - 열성체질에는 침의 효과가 특별히 좋다.
  - 열성체질에는 절대 벌침(봉침)을 시술하지 않아야 한다.
  - 냉성체질에는 1주일에 1~2회 시술하되 유침시 15분을 초과하지 않는다.
  - 냉성체질에 벌침은 특별히 좋다. 따라서 매일 시술해도 된다.
  - 열, 냉성 공히 침 시술 후에는 반드시 따뜻하게 하여 침으로서 긴장된 몸을 풀어야 하고, 특히 냉성체질은 3일간 물을 묻히지 않고 찜질, 취한하면 한번(1회)의 침시술로도 완치가 가능하다(운동신경계통의 질환시~염좌, 좌골신경통, 오십견, 요통, 허리, 목디스크, 각종신경통, 동통 등).

뜸(灸구)

뜸의 효능은 염증을 제거하고 약한 기능을 강화하는데 적능이 있다. 예를 들면 무좀, 사마귀, 티눈, 종기, 여드름, 생인손, 기능이 약하거나 기혈의 흐름이 잘 막히는 혈(穴), 심장질환 등이다.

- **장점**…염증이나 기능이 약한 부분을 치료 할 수 있다. 침과 약으로서 불가능한 부분과 약으로서 장시간, 장기간을 요구하는 부분을 감당할 수 있다. 자가 치료가 가능하다. 여가시간이나 짬(잠자기 전이나 기상 시, 식사 전후 휴식시간 등)을 이용할 수 있다.
- **단점**…뜨겁다. 흉터가 남을 수 있다. 뜸 시술시 연기가 나고, 냄새가 나고, 냄새가 밴다.
- **요점**…뜸의 요점은 직구다. 그리고 몸 속의 염증을 제거하

는 데는 화침이 있다. 근래 들어 뜸의 단점인 뜨거움과 흉터가 남는다는 점을 보완하기 위하여 수 많은 종류의 개발된 뜸법이 있다. 그러나 그 모두가 가시적 효과일 뿐 뜸의 적능에는 이르지 못하고 있다. 특히 필자가 연구한 심장병 치료 뜸은 그 어떤 의술도 미치지 못한다.

부황과 사혈

인체의 질환 가운데 어혈과 기결이 있다. 어혈은 혈액이 외적 장애(타박, 골절, 염좌 등)에 의하여 순조롭지 못함을 말한다. 그러나 일반적 개념은 죽은피, 썩은피, 굳은피 등 온갖 유언비어가 난무하고 있다. 심지어 한의학 이론에서 조차 어혈은 울체된 혈액 또는 혈액이 정체된 상태라고 말하고 있다.

사실 혈관이 막혀 혈액이 흐르지 못한다면 사람은 죽을 수 밖에 없다. 또한 혈액이 울체, 정체된 상태라면 생명은 이미 없는 것과 같다. 또 죽은피, 썩은피, 굳은피가 인체 내 어느 곳에 존재한다면 그 부위는 곧 괴사가 일어난다.

따라서 어혈을 굳이 설명한다면 인체의 어떤 부위에 타박이나 골절, 염좌 등으로 혈액이 과다하게 모여 세포를 확장시키므로 하여 통증이 유발되는 경우와 어떤 기관의 기능이 부족하여, 그 기능을 살리고자 혈액이 집중되는 현상이다. 예를 들면 소화불량 증 환자가 있다고 하자. 근본치료는 소화불량의 원인을 제거하는 일이 되겠지만, 이 상황을 부항치료사가 보았다면 중완이나 상완에서 사혈을 시킬 것이다. 또 약사가 보았다면 소화제를 처방할 것이다. 또 침구사가 보았다면 중완에 침을 놓았을 것이다. 만약 침의 효과가 신통치 않다면 상완, 중완, 하완에 뜸을 놓았을 것이다. 이처럼 자신이 가지고 있는 기술과 질병을 연계하여 치료하는 것은 어쩌면 당연한 일일 것이다. 그리고 자신의 기술을 과

대평가하는 과정에서 적절하지 못한 용어사용이 불가피 했을지도 모를 일이다. 하지만 이러한 일이 빈번하고 병원이나 의사 어느 곳에서도 원칙이 없으니 그만 일반상식이 되고만 현실이다.

건부항(사혈을 하지 않고 피부자극만 하는 부항요법)은 피로회복이나 기분전환에 매우 효과적이다. 사혈은 응급처치, 일시적 방편으로는 상당히 훌륭한 치료법이다. 하지만 자주하거나 사혈의 량이 많으면 문제가 발생할 수 있고, 위험을 초래할 수도 있다.

온열요법

온열요법은 그 종류가 다양하다. 우리나라의 온열방법은 온돌방으로부터 시작하여 한증막, 숯가마(굴), 도자기굴(가마), 돌찜, 기와찜, 훈증 등을 들 수 있다. 온천 활용도 그 중의 하나다. 서양에서는 북유럽 지방의 습도가 높은 기후 때문에 관절병이 많아 개발된 요법의 대표적인 방식이 '핀란드 사우나'다. 오늘날은 핀란드식 사우나와 우리의 전통인 한증막을 결합하여 숯가마 또는 불가마라는 이름으로 전국에서 널리 이용되고 있다. 그 외 온열기구, 핫백, 침대(흙침대, 돌침대, 옥돌침대 등), 반신욕기, 족욕기, 적외선, 원적외선 등 수 많은 기구들이 등장한다.

우주 만물은 열에 의하여 팽창하고 한에 의하여 수축한다.

인체도 예외일수는 없다. 여기서도 인체는 한(寒)과 관계없이 어떤 이유로 인체의 기관이나 기능, 인체, 생명 등에 위협을 느끼거나 감지하게 되면 위축현상이 일어난다.

여기에 일시적·순간적 대증요법이긴 하지만, 온열요법처럼 즉효가 나는 요법도 없을 것이다. 어떤 질병에도 열병을 제외하고는 일시적이라도 시원함을 선사하고 있다.

특히 여자들이나 노인들은 살이 데고 화상을 입을 만큼 뜨거운 곳에서, "어, 시원하다. 아, 시원하다"를 연발한다. 더욱이 외국인들이나 어린이, 젊은이들이 이해하지 못하는 부분으로, 뜨거운 국물을 마시면서 "아, 시원하다"하는 느낌의 표현이다.

이는 어떤 이유로 인체의 기혈순환에 장애가 일어난 상황을 뜨거운 국물이 체내로 들어가므로 하여 기혈순환의 속도가 빨라짐으로써 정상을 회복했다는 뜻이다.

이처럼 우리 민족이 뜨거운 것을 좋아하는 근본적인 이유는 냉성체질이 많다는 것이다. 그러면서도 허열이 발동하여 찬 것을 즐기고 성격은 급하다.

여기에 온열요법은 금상첨화이나, 아쉬운 것은 근본 대책이 아니라는 점이다.

물리요법

물리요법은 글자 그대로 물리학적 요법이다. 대부분 병원에서 관절질환이나 마비성 질환자들에게 활용되고 있다. 열을 가하여 부드럽게 하고 맛사지, 굴신운동, 걷기 등을 시키는데 이를 물리치료, 또는 재활치료 등으로 부른다.

이러한 물리치료나 재활치료를 받는 환자는 교통사고 등으로 뇌손상이나 관절 또는 골절 등으로 깁스 후 원상회복을 위하여, 또는 뇌출혈이나 뇌경색 등으로 중풍이 발생했을 시, 또는 어떤 수술이나 치료 후 예후가 좋지 않거나 행동이 부자연스러울 때 등에 시술된다.

지압요법

지압은 오랜 역사를 지닌, 한의학에 속한 치료법의 하나이다. 그러나 힘들고 시간이 많이 걸리는 관계로 힘들이지 않고 돈을 벌려는, 그리고 양반사회의 사조에 의하여 천시해 오다가 그 필요성이 강조되자 집단이기주의적 발상에 의하여 재차 침몰하게 된다. 그래서 민간요법의 하나로 근근히 면면히 전승되어 오는 길에 서양에서 건너온 맛사지라는 이름으로 둔갑하게 된다.

그러다 보니 비빔밥이 되어 정통은 사라져버린 지 오래이고, 지금은 발맛사지, 스포츠맛사지, 경락맛사지 등으로 이용되고 있다. 또 혹자는 기공, 요가, 단전호흡 등의 간판을 달고 손님이 모이면, 특수 또는 특별요법이라고 하여 지압을 하는 경우도 있다.

근본적으로 지압은 기혈조절술이다. 이 또한 인체의 질병을 치료하는 근본대책은 될 수 없다. 극히 일부를 제외하고는 질병치료의 보조수단이다.

질병치료란 환자의 육체적·정신적 자유를 확보하는 활동이다. 따라서 보조요법이 근본치료를 할 수도 있다. 하지만 문제는 환자의 몸이 무엇을 요구하느냐에 초점이 모아져야 한다. 그때 비로소 올바른 치료, 근본적 치료가 이루어질 수 있을 것이다.

이러한 차원에서 볼 때, 생명학적 질병의 원인 규명이 더욱 발전해야 할 것이고, 모든 보조요법도 치료가능성에 대한 문은 항상 열어 두어야 할 것이다.

교정요법

교정이란 용어는 대단히 광범위하게 사용되는 용어다. 여기서는 한의학에서 유래된 팔다리의 관절요법(추나요법 또는 접골)과 그 역사가 100여년을 넘긴 척추교정요법(카이로푸락틱)과 아메리카의 원주민들에 의하여 전승되어진 정골요법 등으로 유동관절과 부동관절에 대한 모든 기술을 총칭한다.

필자가 지금까지 연구한 결과에 의하면 신경계통(중추신경예하) 질환에는 지압과 교정, 침술이 탁월한 효과를 발휘하였다. 물론 신경계통의 질환을 유발하는 근본 원인은 5장6부에 있다. 하지만 5장6부에 원인이 아닌 신경계 질환도 있다.

따라서 인체질환에는 단순성과 연관성으로 분류 할 수 있고,

단순성은 한·양방 공히 치료가 잘되고 또한 민간요법이나 단방요법도 좋은 효과를 거두는 것으로 보이며, 문제는 연계성(복합이나 합병증) 질환이 원인 찾기에서부터 치료까지 고도의 기술력과 정밀함, 그리고 풍부한 경험력을 요구하는 것으로 보여 진다.

단식

단식요법은 언제부터인지는 불분명하지만, 오래된 민간요법 또는 종교인들이 즐겨쓰는 요법으로 생각된다.

단식에 대한 정의를 내린다면 '空卽生(공즉생)'이라 할 수 있을 것이다. 즉, 비움으로서 삶을 도모한다는 뜻이다. 꽉 차 있는, 공간이 없는 곳에서의 생명활동이란 보장받기 어렵다. 공간이 있으므로 활동공간이 확보된다. 다시 말하면 꽉차있는 뱃속을 비움으로써 생명력의 숨쉴 수 있는 공간을 확보하는 것이다. 따라서 소화력이 약하면, 굶음으로서 소화기관이 좀 더 적극적으로 활동하도록 유도하는 셈이다.

그리고 숙변을 제거함으로써 체내에 쌓인 독을 배출시킬 수 있다. 가스와 독소가 배출되면 기혈의 순환이 촉진되고, 세포활동은 증진 증강된다. 그래서 몸이 가벼워짐을 느끼게 되고 활력을 되찾을 수 있다. 그러나 문제점도 있다. 독소가 없거나 영향이 부족한 사람은 위험이 따를 수도 있으며 단식시간 동안 물에 대하여 신중해야 한다.

필자가 단식지도를 하는 중 최고기간이 43일간이다. 즉, 냉성체질은 단식동안 반드시 끓인 물을 먹어야 하고, 열성체질은 끓인 물이나 생수나 관계가 없다. 또 중요한 문제는 단식 후 보식이다. 끓인 소금물이나 장물을 마셔주고 난 다음 죽, 밥 순인데, 절대 배부르지 않게 조금씩 자주 먹어서 탈이 생기지 않도록 철저한 사후관리가 필요하다. 만약 사후(단식 후) 보식에서 실패하면 오히려 단식 전보다 못할 수도 있음을 명심해야 한다.

약은 무엇인가?

약도 질병을 치료하고 건강을 유지하기 위한 하나의 보조수단이다.

약에는 음식 · 한약 · 양약이 있다.

약의 처방에는 본방, 가미방(가감방), 민방, 단방, 비방 등이 있다.

본방이라 함은 동의보감에 나와 있는 기본방을 말한다. 여기에 증상에 따라서 가감하거나 의사에 따라서 가감하는 경우를 가미방 또는 가감방이라 한다.

민방은 입에서 입으로 전해지거나, 어떤 집안, 어떤 지방에 전해져서 오래토록 사용되어진 처방이다. 단방은 동의보감이나 본초강목에서 유래하고 있다는 사실들을 발견하게 되었다. 마지막으로 비방이 있는데 이는 가문이나 윗대 의사집안, 또는 특정한 집단, 산중 도인들에 의하여 전승되었거나 개발되어진 특효가 있는 처방들이다. 예를 든다면 한때 세인들의 주목을 받았던 '천지산' 같은 류이다.

이러한 모든 처방들의 뿌리는 본초강목에 있고, 특효가 있는 처방은 필수적으로 독초나 독극물이 들어 있는데 문제는 법제다. 즉, 독성을 일정한 재처리 방식에 의하여 생명에 지장이 없으면서 질병을 몰아낼 수 있는 의자(医者)의 기술인 셈이다.

그래서 옛글에 이르기를, "독초를 활용할 줄 알면 명의다" 또는 "부자(附子)를 부작용 없이 사용할 줄 알면 명의다"라고 되어 있다.

6. 처방(處方)

　세상에는 수십만 종의 한의학적 처방이 있다. 하지만 한의사라도 자신의 몸에 불치의 병이 발생하게 되면 쓸모 있는 처방이 하나도 없다.

　문제는 의학적 원리원칙 즉. 기초의학이 부실하기 때문이다.

　세상 모든 매스컴이나 신문, 잡지, 기타 건강정보를 바라보면 불치병이란 있을 수 없다. 또 질병이나 암등의 불치병을 치료한다거나, 이러이러해서 치료되었다는 내용은 많아도 이러이러해서 질병에 걸리지 않고 건강하게 살고 있다는 정보는 눈을 씻고 봐도 없다.

　늘 필자는 말한다. 세상 사람들은 "암은 극복할 수 있다. 암은 치료될 수 있다. 암은 싸워 이겨야 한다."라고 하지만, 그 험난한 싸움 하지 말고, 암에 걸리지 말라 한다. 아예 암에 걸리지 않으면 암과 싸울 필요도 없지만, 암 때문에 경제적 손실이나 가정파괴, 행복이 깨어지는 불행한 사고를 예방할 수 있기 때문이다. 이 글은 누구나 암에 걸리지 않는 방법이다.

　암에 걸리지 않는 방법을 딱 한마디로 정리하면, 이유여하를 막론하고 "심장을 튼튼히 유지하라"이다.

　제삼 강조하지만 질병치료와 건강유지란, 첫째가 적성음식의 섭생이다. 둘째는 과하지 않는 것이다. 먹는 것, 마시는 것, 노는 것, 일하는 것 모두에 있어 지나치지 않도록 한다.

　셋째는 욕심을 줄이는 일이다. 쉬운 일은 아니지만 처음엔 10%를 줄여라. 그리고 습관되면 50%까지 줄여나간다. 세상 모든 화근은 욕심으로부터 출발된다.

　넷째는 자신을 연구하라. 자신을 모르고 불나방 처럼 세상사에 뛰어들면 상처뿐이다.

다섯째는 세상사를 인정하는 일이다. 이는 자연순리에 순응하는 길이고, 스트레스를 받지 않는 삶이 된다. "우째 이런 일이, 그것도 나에게" 하는 상황은 누구에게나 일어날 수 있는 일이다. 또한 팔자에 없는 일은 일어나지 않는다. 만약 자신에게 어떤 일이 일어났다 해도 그것은 팔자소관이다. 즉, 운명이다. 억울한 누명이나, 억울한 죽음이나, 억울한 손해나, 억울한 매질이나 무엇이든 있을 수 있는 일이, 사건이 일어난 것이다. 이러한 황당한 사건이 자신에게 일어나도 인정할 줄 알아야 한다. 만회를 위한 노력은 하더라도 악은 쓰지 말라. 결과적으로 손해는 자신에게 되돌아온다. 이러한 이치를 터득하고 살아갈 때 비로소 세상사는 맛이 나고, 세상살이가 즐겁고, 세상이 아름답고, 사랑스러워지며, 신바람이 나고, 행복을 느끼게 되는 것이다.

가. 황달과 흑달 그리고 간경화증에 대하여

황달병이라는 것은 소아들에게 담도가 제대로 열리지 않아서 발생하는 황달에서 부터 남녀노소 누구나 일어날 수 있는 간기능계 질환의 출발이라고 말할 수 있다.

'황달을 가볍게 보고 치료하지 않으면 흑달이 되고, 흑달이 되면 사람이 죽는다'라고 전한다. 흑달은 오늘날의 병명으로 간경화증이다.

황달은 감기치료 보다도 쉽지만 간경화가 되면 속수무책이다. 물론 수술도 하고, 간이식도 하고, 항암치료도 할 수는 있다. 그러나 그때가 되면 이미 사람이라고 하기에는 많이 부족하다. 언제 어떻게 될지, 365일, 24시간 내내 온 가족이 마음을 졸여야 하는 상황이 되기 때문이다.

간혹 신문이나 매스컴을 통하여 기사회생하는 경우가 종종 보도되기는 하지만 그 확률이란 0.1% 이하일 수 밖에 없다.

황달이 외적으로 나타나는 증상은 눈, 얼굴, 손발 등이 노랗게 변색된다. 물론 외적으로 전혀 나타나지 않을 수도 있다.

황달이 내적(자신의 느낌)으로 나타나는 증상은 소화가 잘 안되거나, 트림을 자주하게 되거나, 배가 더부룩하고 가스가 차거나, 음식을 조금만 먹어도 배가 부르거나, 신물이 자꾸 넘어오거나, 쉽게 피로를 느끼거나, 어느 순간 갑자기 힘이 빠져 나가는 느낌이 들거나 하는 증상들을 처음엔 가끔 느끼게 되고, 후에는 그 빈도수가 자주 느끼게 된다.

또 황달은 외적으로 7일에서 6개월 정도 나타났다가 사라지는 특성이 있어서 주의를 요하는 질환이다. 즉, 황달병의 함정이다.

외적으로 황달증상이 사라졌다고 안심할 일이 아니라는 점이다. 병은 점점 깊은 곳으로 발전해 나가고 있는 것이란 점을 절대 잊어서는 안된다.

일단 황달증상이 신체에 나타나면 병원에 가서 간, 담, 12지장, 췌장에 대한 검사를 반드시 받아야 한다.

그 결과 이상이 발견되면 치료는 당연히 받아야겠지만, 별 이상이 없다 할지라도 무의식적 생명시스템이 의식계로 이상을 호소한 내용이기 때문이다.

하지만 아직은 의학계가 정확하게 인체에 대하여 알고 있지 못하므로 하여, 실제로는 중병일지라도 검사상 아무런 이상이 없는 것으로 나타날 수도 있고, 실제로는 건강한 데 검사상으로는 중병으로 나타날 수도 있는 것이다.

또 하나 현대의학적 검사란 대부분 기관의 이상을 검사하는 것이고, 체내성분을 분석 비교하는 것으로써, 기능상의 이상이나 기능간의 부조화를 알아낸다는 것은 현재로서는 거의 불가능에 가깝다 할 것이다.

처방 1.

- 사매(뱀딸기풀전초) 1냥을 물 2되(4ℓ)에 넣고 달여서 1되가 되면 식후 1잔씩 1일 3회 마신다. 최소 21일 이상 연속 복용한다.
- 효과 : 소아황달에서부터 남녀노소 누구나 쓸 수 있다. 황달에는 특효가 있으며 사매는 단방으로 사용할 때 진가를 발휘하며, 다른 약초와 섞이면, 섞인 만큼 효능은 떨어진다.

처방 2. 냉성체질

- 의이인 20g, 차전자 20g, 백복령 10g, 인진 10g, 육계 2g, 해표초 10g 합 72g(1첩)
- 5~10첩을 달여 식후에 복용한다. 황달을 치료하고 눈을 밝게 한다.

처방 2. 열성체질

- 의이인 20g, 차전자 20g, 백복령 10g, 황백 10g, 활석 10g, 육계 2g 합 72g(1첩)
- 5~10첩을 달여 식후에 복용한다.

처방 3. 냉성체질

- 인진 30g, 대황 10g, 치자 10g, 지실 5g
- 위 약을 1첩으로 하여 5~10첩을 복용하는데 매식후 온복한다.

처방 3. 열성체질

- 황백 30g, 대황 10g, 치자 10g, 지실 5g
- 위 약을 1첩으로 하여 5~10첩을 복용하는데 매 식후 복용한다.

처방 4. 황달 및 간경화증에 사용

- 창출 8g, 산사 8g, 지실 8g, 몰약 6g, 백지 6g, 후박 4g, 진피 4g, 반하 4g, 적복령 4g, 곽향(초) 4g, 향부자 4g, 현호색 4g, 목향 4g, 감초 3g
- 위 약을 1첩으로 하여 술반 물반으로 달여서 식후에 복용한다. 체질에 관계없이 사용 할 수 있다. 한제(20첩~30회 복용(초탕 20회, 재탕 10회))를 기본으로 하되 완치될 때까지 정성들여 달이고 복용해야 한다.

처방 5. 냉성체질용

창출 60g, 산사육 30g, 신곡 30g, 맥아 30g, 저령 30g, 택사 30g, 목통 30g, 차전자 30g, 천오 30g, 향부자 30g, 삼능 30g, 봉출 30g, 인진 300g, 녹반 300g, 영지 300g

위 약재를 분말하여 밀환 오자대로 하여 성인은 매회 20환씩 공복(아침식사 전, 점심 전, 저녁 후 잠자리)에 1일 3회 복용한다. 소아는 나이 수 만큼 온수로 복용한다.

처방 5. 열성체질방

백출 60g, 산사육 30g, 신곡 30g, 맥아 30g, 저령 30g, 택사 30g, 목통 30g, 차전자 30g, 천오 30g, 향부자 30g, 삼능 30g, 봉출 30g, 황백 300g, 녹반 300g, 노회 300g

위 약재를 분말하여 호환오자대로 하여 성인은 매회 20환씩 공복에 1일 3회 복용한다. 소아는 나이 수 만큼(예) 1세는 1알, 3세는 3알) 온수로 복용한다.

위 약은 가감 채황환이다. 이 약은 주담 즉, 술에 의한 황달에도 효과가 좋다.

환 200g을 한약 1제로 친다.

처방 6. 가미오령산(加味五苓散)

상기생 20g, 황백피 10g, 강활 10g, 택사 10g, 방풍 6g, 적복령 6g, 백출 6g, 지령 6g, 해동피 6g, 육계 2g

위 약은 1일 3회, 식후 복용한다. 탕, 환, 산으로 편의에 따라 응용할 수 있다. 10~20첩 정도 복용하면 쾌차가 가능하다.

나. 담석증(담낭염, 담도결석 등)

담석증은 담낭이나 담도, 간 등에 돌이 생기는 질병이다. 담낭염은 담석에 의한 발병이며, 담석은 통증을 유발하거나 담즙분비의 장애를 일으키면 제거의 대상이 될 수 있다. 담석은 요석과 같은 종류인데 신장, 방광, 요도 등에 돌이 있으면 신장결석, 간, 담, 담도 등에 있으면 담결석이라 하는데 위치의 기관에 따라 이름 붙여진다.

체질상 부정성 음식을 많이 먹거나 탄산음료를 많이 마시게 되면 담석 발생의 확률이 높아지는데 보편적으로 담결석은 열성체질에 많고, 신장결석은 냉성체질에 많다.

처방 1.
당귀 10g, 후박 10g, 양강 8g, 계지 8g

위 약재를 한 첩으로 식후 복용하되 1일 3회 5일에서 7일간 복용한다. 이 약이 체질과는 관계가 없으나 체질식 섭생을 어기게 되면 재발할 수 있다.

처방 2.
회향 20g, 당귀 12g, 백출 8g, 창출 6g, 원감초 6g, 삼능 6g, 봉출 6g, 백복신 6g, 청피 6g, 공사인 6g, 정향 4g, 빈랑 4g, 현호색 4g, 관계 4g, 건강 4g, 사삼 4g

위 약을 1첩으로 하여, 물에 달여 식간에 복용하되 1일 3회, 5일에서 10일간 정성껏 복용한다. 이 역시 체질과는 무관하지만 환자가 반드시 적성식을 해야 한다.

처방 3.
강활 10g, 택사 10g, 방풍 6g, 적복령 6g, 백출 6g, 저령 6g, 육계 3g

위 약은 오령산(五苓散)이다.

다. 간염(간암)

간염은 간의 염증인데, 종류에 따라서 A형간염, B형간염, C형간염으로 분류한다. 여기서 간염이 악화되면, A형간염을 제외하고는 모두 암으로 발전할 가능성이 높다.

간염에 걸리게 되면 일상생활에서 자주 피곤함을 느끼게 된다. 하지만 전혀 피로를 모르고 사는 사람들도 있다. 그리고 간염의 증상이 감기와 비슷할 경우도 많다.

여기서 주의사항은 열성체질은 최초 질병 발생기관이 폐기능이고 그 다음이 간이다.

따라서 간기능이 나빠질 확률이 그만큼 높다. 그래서 열성체질은 조금만 피곤하더라도 간검사가 필요하다. 여기에 반하여 냉성체질은 신장에서 시작하여 심장으로, 심장에서 폐로, 폐에서 간으로 질병이 이동하므로 평상시 잔병으로 고생하는 경우가 아니라면 어느날 갑자기 간에 질병이 발생할 확률은 매우 낮다고 보아야 한다. 그리고 어떤 사람이나, 어떤 체질이든 암의 발생은 심장이 약하거나 그 기능이 현저히 떨어졌을 때 발생하므로 평상시 심장관리를 잘한다면, 암과는 무관한 건강한 삶을 살 수 있다(혈액형의학의 체질이야기 1권 참조).

이 글에는 암을 이긴다거나 암을 치료하는 방법은 없다. 다만, 질병은 치료하고, 암에 걸리지 않는 방법을 가르치고, 혹 암에 걸렸다면 참고할 수 있는 처방이 있을 뿐이다.

그럼 간암이 걸리지 않는 방법이란 무엇인가? 간암이 걸리지 않는 방법이란 간암으로 발전하기 전 즉, 간암은 반드시 간염이란 전조가 있어야 된다. 그리고 그 간염이 치료되지 않고 계속적으로 악화되었을 때 암으로 발전한다. 여기서 즉, 간염일 때 무조건 치료를 하여 간암이 되지 않도록 처방한다는 것이다.

지금까지 간염환자를 상대로 수 백명을 임상한 결과, 간염치료는 110%, 120% 가능하다. 더욱이 혈액형의학을 100% 믿고 따른다면 효과는 200% 달성이 무난하다.

암은 부귀한자나 왕후장상이라 해도 죽음을 의미한다. 이를 백번 강조한다 해도 지나치다는 생각은 들지 않는다.

사람이 자신의 몸을 천하게 여기면 암이 발생할 수 있다. 사람이 자신의 몸에 대하여 게으름을 피우면 암이 발생할 수 있다. 사람이 자신의 몸에 대하여 지혜롭지 못하게 대하면 암이 발생할 수 있다. 사람이 자신의 몸을 한 순간 소홀히 대하면 암이 발생할 수 있다.

간암이라 함은, 간 내부에서 종양이 발생, 뿌리가 생겨 사방으로 뻗혀 번져 나가는 것을 말한다. 이 종양이 몸에 나타나면 의식계로 전달되고, 생명을 빼앗으므로 사람은 죽음을 맞이하게 된다.

이처럼 죽음도 양면성(장단점)을 지니지만, 일단 죽음(암)은 인생살이에서 마지막 남은 마지막 기회로서, 악이 선으로 탈바꿈했다 하더라도 실현은 없는 것이다. 그것이 아쉬울 뿐이다.

일단 암이 되면 그 생명은 죽음이란 인생의 마지막 생명시험을 치루기 위하여 시험지를 받아든 상태이다. 이 시험지는 동서고금을 막론하고 사람이라면 반드시, 또는 무조건 치러야 하는 하나의 과정이기도 하다.

단지 죽을 때가 되어서 죽느냐 죽을 때가 아닌 때에 죽느냐 하는 것이다.

여기서는 후자의 숙제를 풀고자 하는 것이다.

여기서 중요한 사실은 죽음을 의미하는 암이 어느 날 갑자기 도둑이나 강도처럼 쳐들어오는 것이 아니므로 얼마든지 예방이 가능하다는 것이다.

즉, 간기능 저하나 간염, 지방간 등의 상태에서 치료를 완료해야 하는데, 그 기술들은 이미 앞에서 밝혀 놓았을 뿐만 아니라 계속 강조하는 중이다.

따라서 원안대로만 착실하게 실천한다면 때가 아닌 때에 죽음의 공포는 없을 것이다. 하지만 이미 죽음의 시험지를 받아든 사람들을 위하여 이 글은 좀 더 계속된다.

간암은 간에서 죽음을 초래할 만큼 인체에 해로운 독성이 쌓였다는 뜻이다.

인체에 쌓인 독을 풀어내는 방법은 종류에 따라서 다르지만 대부분 동종요법이라고 하는 동성중화요법을 사용한다.

이 원리는 서양의학이나 동양의학이나 공통으로 적용하고 있다. 또 치료 중 또 다른 독성을 축적시키면 생명이 위태로워지므로 체질에 맞지 않는 음식은 절대 피해야 한다. 그리고 암은 생명의 주도권을 완전히 독성에 의하여 빼앗긴 상태이므로 반작용이 있을 수 있다. 반작용이란, 체질에 좋은 식약품이 오히려 통증을 유발하고 생명을 위협하는 현상을 말한다. 이를 흔히들 명현반응이라고도 말하고 있다. 이는 심장기능의 저하로 인한 증상에서 2~3주간 심장뜸 치료를 한 후라야 반작용이 없어진다.

치료

냉성체질의 경우 치료방법과 그 순서

1. 체질 적성식을 철저히 실천한다.
2. 심장 뜸을 뜨고, 氣를 내리고, 신장기능을 보완한다.
3. 처방약, 황백분말, 하제 등을, 상황에 맞도록 선택한다.
4. 만약 암일 경우는 말기에 도달하면 구토증상이 있다. 구토증상이 유발되면 물, 음식, 약, 무엇이든 복용할 방법이 없어진다. 이때는 주사 외에는 제아무리 기사희생의 묘약이 있다 해

도 약효를 기대할 수가 없다. 이때 정향차를 마신다.

- 정향차 제조방법 (1)

  정향꼬투리 15개에 물 3컵을 붓고, 2컵이 되도록 달여서 수시로 조금씩 마셔준다.

- 정향차 제조방법 (2)

  정향꼬투리 15개, 계피 동량, 생강 5쪽, 감초 4쪽을 물1되(2ℓ)에 넣고 끓여서 1.3ℓ 정도가 되면, 수시 또는 필요시 마신다.

- 효과

  구토하는 암환자가 정향차를 수시로 조금씩 마셔주면 24시간 이내에 음식을 먹을 수 있고, 먹어도 토하지 않는다. 또 음식을 먹을 때 마다 1/3~1/2컵 정도를 마신 후 음식을 먹게 되면 뱃속도 편하고 더욱 좋다. 만약 이 처방이 없다면 환자는 죽는 순간까지, 물 한모금 마시지 못하고 계속 구토만 한다. 그렇다면 환자는 얼마나 괴롭겠는가. 또 구토하는 모습을 지켜보기만 해야 하는 가족은 얼마나 안타깝고 애달프겠는가. 이때는 병원도, 명의도, 가족도, 그 누구도 도움이 안된다. 하지만 이 정향차 만은 죽는 순간까지 물이라도 마시면서, 죽이라도 들면서 평화로운 임종을 도와줄 것이다.

  또 다른 효과로는 차멀미, 배멀미, 기타 어떤 구토증도 가라앉히며, 뱃속을 편안하게 해준다.

5. 인삼차(홍삼, 수삼, 건삼 모두 동일)나 꿀차를 수시로 복용한다.

열성체질일 경우 치료방법과 그 순서

1. 체질적성식을 철저히 실천한다.
2. 암일 경우는 심장뜸을 무조건 떠야 한다. 또 상기가 심하거나 신축맥(경맥)이 있거나 보약이나 독성식약으로 심장의 기능이

저하된 상태는, 심장뜸을 뜨고, 그렇지 않다면, 뜸을 뜨지 않아도 된다. 그러나 기(氣)를 내리고, 폐기능을 보완한다.
3. 처방약, 황백분말, 하제 등을 상황에 맞도록 선택한다.
4. 암일 경우 그리고 구토가 시작되면 정향차를 마셔준다(앞쪽 냉성체질 4번 동일).
5. 녹차나 알로에 등을 조금씩 수시로 먹어준다.

간염처방.

황백피 분말 1근
식후 1스푼(증상이 심할 땐 밥스푼, 아니면 T스푼)을 곧바로, 물마실 때 복용한다.

간기능에 이상이 있거나, 이상을 느끼거나 병원이 무서워서이거나, 병원에 가고는 싶은데 돈이 없을 때, 황백피 분말은 당신을 황홀하게 만들 것이다. 간에 관한한 이 보다 더 좋은 병원이나 의사, 약은 없다고 할 만큼 기대를 초월 할 수 있는 약이다. 숙취에도, 피로에도, 소화불량(특히 고기먹고)에도 통치약으로 쓸 수 있다.

처방 2.

피마자 기름 1병(2홉 : 4dℓ)

피마자 기름은 하제(설사를 시킴)다. 옛글에 이르기를 "간에는 상화(相火)가 있으니 보하는 법이 없고 사 하는 것이 보하는 법이다"라고 하였다.

즉. 황백피 분말이 간염의 치료제라면, 피마자 기름은 보조역할을 한다. 간을 편안하게 하고, 몸속의 독소를 제거하며, 변비를 해소하고, 숙변을 제거하여 장을 청소한다.

사용방법은 1주일 1회, 저녁 잠자기 직전 소주컵으로 1잔을 마시고 잔다.

사람에 따라서 차이가 많다. 자다가나, 새벽, 아침, 아침식사 후 어느 때이든 간에 설사가 난다. 4~5회 설사를 하는 것이 보통이다. 보편적으로 4~5회 설사를 하고 나면 뱃속도 편안하지만, 기운이 생기고 정신이 맑아진다.

만약 5회 이상 설사가 날 기미가 있으면 맹물을 끓여서 1분 간격으로 1잔씩 서서히 마셔주면 설사는 바로 멎는다. 참고로 끓인 맹물은 백비탕이라고도 하는데, 식중독이나 어떤 이유로 설사가 심할 경우도 잘 듣는다.

상황에 따라서 매일 또는 2일에 1회, 3일에 1회, 일주일에 1회, 보름(15일)에 1회, 또는 한 달에 1회 등 선택하여 실행한다.

피마자 기름의 또 다른 활용법은, 저녁 잠자리에 T스푼으로 1개씩 먹어주면 종합영양제 역할을 한다. 피마자 기름에는 종합비타민(3종 이상)과 종합미네랄(3종 이상)이 들어있다.

처방 3.

이 처방은 평상시 즉, 소화기관(간, 담, 12지장, 췌장, 위 등)의 소화장애를 없애주고, 질병의 발생은 사전에 막아주는 질병 예방(예방의학적)을 위한 처방이다. 그리고 남녀노소 누구나 좋으며, 인체내부의 곳곳에 기(氣)가 질 유통되어, 체내 독소가 누적되지 않는다.

처방 4.

맥아(초) 40g, 나복자 30g, 감수 30g, 대극 20g, 울금 20g, 해금사 20g, 낭독 20g, 계피 20g, 후박(간초) 20g, 대복피(주세) 20g, 정력자 20g, 망초(芒硝) 20g, 계내금 12g, 흑축 12g, 백편두 12g, 반하 12g, 진피 12g, 지각 12g, 산사육 12g, 신곡 12g, 파두상 4g, 감초 4g

위 약을 분말, 호환 오자대하여 매 식후 5~10환씩 온수로 복용한다. 소장환(消腸丸)이다. 일체의 부종이나 적취, 장만을 다스린다. 간에 질환이 발생하면 배에 가스가 차거나, 뱃속이 더부룩하거나 그득하고, 배가 부른지 고픈지 감각이 둔해지며, 가슴이 울렁거리기도 하고, 머리가 무겁고, 조금만 먹어도 배가 부르는 등 불편하다. 그리고 대변은 시원치가 않고, 하는 일 없이 늘 피곤하다. 이를 다스린다.

2주에서 3주간 복용하면 효과가 뚜렷해지는데, 몸이 가벼워지고, 뱃속이 편해지고, 시간 맞추어 배고픔이 찾아오면, 그때부터는 저녁 잠자리에 한번씩만 복용한다. 그리고 3개월이 지나면 약 복용을 멈춘다.

처방 6. (만병환)

앵속각(밀구) 8g, 오수유 8g, 길경 8g, 시호 8g, 창포 8g, 자완 8g, 황련 8g, 건강(포) 8g, 천초(초) 8g, 육계 8g, 적복령 8g, 조협(구) 8g, 단삼 8g, 감수 8g, 후박 8g, 향부자(초) 8g, 흑축 8g, 삼능 8g, 봉출 8g, 낭독 8g, 맥아 8g, 신곡 8g, 산사육 8g, 빈랑 8g, 파두상 4g, 감초 4g, 창출 120g, 천오 100g, 오공(구, 거두족) 8g, 청낭자(완청)-(유미동초황, 거우족 8개), 석척(도마뱀)-(구, 거두미족) 8g, 사향 8g, 주사 8g, 우황 8g

위 약을 분말하여 밀환오자대로 하여 식후 3~7환을 복용한다. 생강탕으로 복용하는 것이 좋다. 토사가 일어나면 효과가 있는 것이다. 토사가 난 후에는 저녁 잠자리에 3환씩 3개월을 복용하면 암독도 제거 할 수 있다. 복용 중 몸상태에 따라서 가감 조절한다.

라. 지방간

지방간은 간기능 저하, 해독능력 저하, 간염, 바이러스나 세균의 침입 등에 의하여 발생한다. 피로의 누적에 의해서도 발생할 수 있다. 이는 간이 어떤 이유로 괴롭힘을 당할 때 스스로를 보호하기 위하여 간막주위 또는 세포 간에 지방을 쌓는 상태를 지방간이라 한다. 따라서 언제든지 간을 괴롭히면 지방간이 될 수 있다. 그럼 간을 괴롭히는 조건들은 무엇인가?

먼저 간을 괴롭히는 조건은 부적성 식품이다. 일반적으로 의사나 환자는 술과 담배를 제일 먼저 금하라고 알고 있는데 사실은 아니다. 술도 자신의 혈액형 체질에 맞는 술은 오히려 간을 튼튼하게도 할 수 있다.

그럼 무엇인가? 술과 담배를 전혀 손대지 않는 사람들도 지방간이 발병할 수 있다. 무엇 때문에! 예를 들어 냉성체질이 커피나 홍차, 녹차, 우유, 현미밥, 보리밥 등을 즐긴다면 간염이나 지방간은 필연이다.

또 혈액 속에 지질(고지혈증)이 많다고 하는데, 이것은 무엇인가? 이 또한 간을 괴롭히는데서 발생한다. 즉, 간이 괴로우면 지방을 끌어모으기 때문에 간이 지방을 필요로 할 때, 언제든지 공급할 수 있도록 혈액이 지방을 모아 대기시키고 있는 현상이다. 그래서 간이 피곤해지면 먼저 혈액 속에 지질수치가 높아진다. 즉, 간에서 지방을 필요로 할 때, 즉각 대처하기 위한 현상이다.

따라서 지방간이나 고지혈증을 치료하기 위해서는 간을 도와주고, 간을 튼튼하게 하는 식이요법이 최우선이라 말할 수 있다. 그러나 이렇게 말하면 무농약, 무방부제, 무설탕 등등을 생각하며, 무공해 농산물(과일, 야채, 곡식, 고기 등)을 골라먹으려 하는데, 이 또한 정답은 아니다. 문제는 사람의 체질에 따른 적성과 부적성이다. 참고로 적성을 설명하면, 먹거리(음식물)의 선택에는 기(氣), 색(色), 향(香), 미(味)의 4성(四姓)과 4순(四順)이 있다. 즉, 종합적 감각에 맞는 기 선택이 첫째요, 눈으로 선택하는 색이 둘째요, 코로 선택하는 향이 셋째요, 입(혀)으로 선택하는 맛이 넷째다. 그럼 영양은 어떠한가? 영양은 어떠한 먹거리든 대동소이

(大同小異)하다. 다시 말하면 영양분은 따질 것이 없다는 이야기다. 예를 들어 돼지고기, 소고기, 닭고기를 분석하면 영양가는 큰 차이가 없는데, 내 몸에 맞는 것과 맞지 않는 것은 있다는 이야기다. 그럼 영양가는 비슷한데 내 몸에 맞지 않는 음식을 먹을 필요는 없지 않겠는가?

> **처방 1.**
> 간염 처방편을 참고한다. 지방간이나 고지혈증은 간염의 전단계라고 생각하면 된다.

> **처방 2. 가감소시호탕(냉성체질방)**
> 시호 12g, 황금 8g, 인삼 8g, 반하 8g, 지실 8g, 치자 3개, 생강 3쪽, 대추 2개

위약을 1첩으로 하여 식후 복용하되 가벼우면 3주간, 중증일 때는 7주간 복용한다. 간을 돕고 기를 통하게 한다.

> **처방 3. 냉성체질방(가감 시경 반하탕)**
> 시호 10g, 반하 8g, 현호색 8g, 도인 8g, 황금 8g, 지각 8g, 길경 8g, 남성 8g, 백개자 8g, 청계 8g, 숙지황 8g, 인삼 8g, 지실 8g, 천궁 8g, 홍화 8g, 감초 2g, 생강 3쪽

위 약을 달여 식후 곧 복용하되, 저녁식후에는 양주를 한잔 첨가하여 마시면 더욱 효과가 크다. 3주간 복용을 기본으로 한다. 3주 복용 후 병원검사를 받아보는 것이 좋다. 그 결과에 따라 차후 복용을 결정한다.

> **처방 4. 열성체질방**
> 시호 12g, 황금 8g, 석고 8g, 반하 8g, 황련 8g, 지실 8g, 황백 8g, 다명 8g, 생강 3쪽, 대추 2개, 복용법은 같다.

> **처방 5. 열성체질방**
>
> 황금 8g, 지각 8g, 길경 8g, 남성 8g, 백개자 8g, 청피 8g, 생지황 8g, 노회 8g, 계심 8g, 강황 8g, 홍화 8g, 감초 2g, 생강 3쪽

위 약을 달여 식후 곧 복용하되, 저녁 식후 복용시 청주(청하, 막걸리나 맥주도 가능) 한잔을 첨가하여 복용한다. 이하 같다.

마. 간비대증

간이 커진다는 것은 간이 위협을 느끼거나 폐기능계가 무너져 간을 다스리는 영향력을 행사하지 못하게 되었을 때이다. 어느 장기관이나 마찬가지이겠지만 관리자가 없으면 그 장기관은 커진다. 즉, 아이들이 부모가 없으면 제멋대로 행동하여 나쁜 길로 빠져드는 것과 같은 이치다. 사람들도 만약 법이 없다면 사회질서가 무너지고 혼란스러우며 결국 손해나 피해는 사람들 자신에게 돌아올 것이다. 이것이 세상의 이치다.

간을 관리하는 폐기능계에 문제가 발생하면 간이 커지고, 커진 후에는 간이 망가진다. 따라서 간이 커진다면 신속하게 진단을 내려야 하고 그 진단에 따라서 간과 폐를 다스려야 한다.

열성체질은 간과 폐를 다스리면 쉽게 정상을 회복할 수 있으나, 냉성체질은 조금 복잡하다. 냉성체질의 처음 질병이 발생하는 부위가 신장이고, 심장, 폐, 간까지 진행되었기 때문에 신장, 심장과 폐, 간을 다스려야 하기 때문이다.

간비대증이 유발되는 상황설정은 폭음폭식에 있다. 또 과로와 피로의 누적, 또는 과도한 스트레스에 의한다.

마지막으로 부적성 식약의 집중에 의한다.

어떤 질병을 막론하고 질병의 발생 요인이나 치료의 대책, 예방법 등은 대동소이하다.

먼저 더 이상 질병의 진행을 하지 못하도록 적성 음식을 먹어야 한다. 다음에는 그 동안 먹어서 몸 안에 쌓여있는 독성을 씻어 내야 한다.

그 다음에는 간기능을 돕고 폐를 안정시키는 약을 복용해야 한다. 질병을 치료함에 있어서는 반드시 물 한모금이라도 가려야 한다는 사실을 명심해야 한다.

처방은 간염편을 참고한다.

바. 12지장염과 암

12지장은 소화기계의 기관이다. 소화기계 기관은 비장계, 간장계, 심장계, 폐기능계의 부속 기관이 모여 있다. 즉, 식도와 위장은 비장계이고, 12지장은 간장계, 소장은 심장계이고, 대장은 폐기능계이다.

소화기관을 통과하는 음식물의 이동경위를 살펴보면, 입에서 저작작용을 통하여 침과 버무려져, 메추리알이나 꿩알 만큼씩 덩어리져 목구멍을 통과하면 위장으로 툭 떨어지는 데는 2~3초간의 시간 밖에 걸리지 않는다고 한다. 위장에 모인 음식은 위산과 버무려져 12지장으로 밀려 내려가는데 이때의 음식물 맛은 신맛이다.

12지장에 음식물이 모이면 12지장에서는 세크레틴이라는 알칼리성 점액을 분비하여 음식물을 짠맛으로 바꾸며, 간즙, 담즙, 췌장즙이 더해져서 발효를 시킨다.

다시 말해서 12지장은 인체가 음식물을 흡수 가능한 상태로 발효시키는 곳이다. 여기서 발효가 완료되면 소장으로 음식물이 이동하는데, 이동된 음식물은 소장에서 분비하는 수분과 희석되어 쌀뜨물처럼 묽게 되었을 때, 발효 분해된 영양분을 소장의 융

모가 흡수한다. 이처럼 음식물이 소장을 지나면서 찌꺼기가 대장으로 이동하는데, 대장에서는 나머지 수분을 흡수하고 S결장에 저장된 변은 체압의 조절작용에 의하여 용변함으로써, 소화기계로 유입된 음식물의 인체활용 상황을 마치게 된다.

여기서 12지장의 중요 역할은 영양분해효소의 분비촉진이다. 이 기능만 잘 된다면 칼슘부족(골다공증)이나 철분부족(빈혈)등은 일어나지 않는다. 즉. 영양실조란 12지장 기능의 이상에 의하여 발생된다는 뜻이다. 그럼 영양분(소)의 분해효소는 어느 기관에서 발생하는가?

모두 간기능계다. 우리 몸의 살림꾼이 간이기 때문에, 몸에서 무엇이 필요하게 되면 그 무엇을 준비하기 위하여 그 무엇의 분해효소를 분비하게 된다.

여기서 인체가 체질에 따라 분비할 수 있는 것이 있고 분비할 수 없는 것이 있다. 다시 말하면 칼슘이 부족하다고 치자. 이때 간기능만 정상화시키면 칼슘 보충이 된다. 그런데 간기능이야 어찌됐건 상관하지 않고 칼슘이 많이 들어있는 우유를 마셔보자. 만약 체질이 우유를 분해하는 열성체질이라면 문제가 없겠지만, 냉성체질이라면 선천적으로 우유분해효소(락타아제)가 분비되지 않음으로써 칼슘부족이 해결되지 않는다. 또 열성체질이라 하더라도 간기능이 이상이 발생하여 칼슘분해효소가 분비되지 않는다면 역시 같은 결과가 나타날 뿐이다. 또한, 냉성체질이라 해도 간기능에 이상이 없다면 우유를 마시지 않아도 칼슘부족(골다공증 등) 현상은 나타나지 않는다.

12지장의 염증치료는 제 1권에 있는 공평산을 참고하고, 기능치료는 앞장 간염편을 참고하면 정확하게 치료된다.

12지장의 염증과 기능이 치료되고 정상이 되면, 12지장 암은 떡 놓고 굿을 해도 발생하지 않는다.

사. 췌장염과 암

췌장은 간기능계의 기관으로 위치는 후복막 속에 있다.

혹자는 "비장이 췌장이다"라는 경우가 있는데 이는 분명 잘못이다. 우리의 국어사전에도 애매한 부분이 있다. 예를 들면 췌장을 찾으면 '이자'가 나오고, 이자를 찾으면 '지라'가 나오고, 지라를 찾으면 '비장'이 나오는데, 이를 거꾸로 찾아도 같은 꼴이 된다.

일반상식으로는 췌장은 당뇨와 연관되어 있다. 따라서 당뇨편에서 좀 더 자세히 설명하기로 하고 여기서는 췌장염에 대해서만 다룰 것이다.

췌장은 여러 호르몬 분비기관이 그렇듯이 스펀지 같은 조직을 하고 있다. 이 기관들은 요산이나 석회성분 등에 대단히 취약하다.

췌장염의 치료는 곧 간의 치료다. 그러나 냉성체질의 췌장염이라면 좀 다르다.

냉성체질의 췌장염이라면 반드시 심장과 신장을 강화하면서 췌장염 치료를 해야만 지속적인 효과를 얻을 수 있다.

이러한 특성상 열성체질은 복부에 가스가 차거나, 배가 더부룩하고, 조금만 먹어도 배가 부르거나, 음식 맛이 예전 같지 않으면 간의 기능이 저하되었음을 의심하고 간을 치료해야 한다. 이 시점은 예방차원이 된다. 만에 하나 이점을 무시하고, 차일피일 미루다가 병원에서 이상이 발견되게 되면, 쉬운 치료법은 없어진다.

여기에 반하여 냉성체질은 위장병이 발생하면 간 치료에 들어가야 간에 대한 예방이 가능하다. 그리고 간기능계가 모두 안전해진다.

재삼 강조하지만 현대의학적 질병진단에 의한 치료법은 예방은 물건너 간 상황이며 치료 또한 확신 할 수 없으며, 또 어느 기관에서 새로운 질병이 발생할지를 알 수 없다.

즉, 칠흙 같은 밤길을 등불 없이 걷는 것과 다르지 않다.

췌장염의 치료 역시 12지장과 같은 간기능계라서 앞의 간염편을 참고하면 된다. 특히 냉성체질은 심장뜸을 반드시 떠야 한다. 그리고 냉성체질은 몸의 어디를 막론하고 염증이 발생하면 1주일에 1회 정도 옻닭을 먹어라. 그럼 손 안대고 코 푸는 것처럼 쉬어질 것이다.

아. 눈병

눈은 간기능계의 한 기관이다. 서양의학적 차원에서 본다면 어불성설이겠지만 틀림없는 사실이다. 인체의 각 기능 기관이 모두 그러하겠지만, 어느 기관이든 세포활동이 정상적으로 이루어진다면 문제될 일들이 사라진다. 어떤 압력이나 독성, 이물질들이 세포활동을 방해함으로써 질병이 발생한다. 눈도 예외가 될 수 없다.

인체는 60~100조 가량의 세포들이 활동하고 있다. 여기서 사람의 한쪽 눈에 막대세포가 1억 2천만개, 원뿔세포 3종이 약 700만개씩 있다고 한다.

이처럼 작은 세포들이 어떤 장애를 받지 않고 활동 할 수 있는 조건이 된다면 사람들의 눈은 모두 정상이 된다.

가끔 필자는 이런 질문을 한다. 사람(동물)은 왜 눈, 코, 귀가 각각 2개씩일까?

그것은 입체적 감각과 평면적 감각 때문이다. 이는 인체의 자유를 최고조로 확보케 하는 자연의 섭리다. 이러한 자연의 섭리를 어기게 되면 발병이라는 가혹한 형벌을 받게 된다.

그럼 눈을 괴롭히는 장애의 요인들은 어떤 것들이 있을까?

그 첫째가 부적성 식품을 섭생하는데 있다.

그 둘째는 과로에 있다. TV를 오래 보거나, 책을 오래 보거나, 너무 밝거나, 너무 어둡거나 하는 생활환경도 과로가 된다.

그 셋째는 지나친 욕심과 지나친 화(스트레스)다.

그 넷째는 영양이요.

마지막은 삶의 환경(가족, 친척, 인간관계 등)이다.

이러한 요인들이 눈에 미치는 작용과 영향은 무엇인가?

간기능계의 경락이 막혀, 막힌 경락을 뚫기 위하여 혈액이 많이 모인다. 이럴 때 약지를 사혈하면 피가 용출하거나 새카맣거나 그 양이 생각보다 훨씬 많이 나온다.

다음으로는 심장과 신장의 조화가 무너져 기(氣)가 상승하므로 뇌압과 안압이 올라간다. 뇌압이 높아지면 생각할 수가 없고, 기억이 잘 안나며, 지혜가 막힌다. 안압이 올라가면 시야가 좁아지고, 입체감이 떨어지며 안질환의 바탕이 된다.

안질환은 증상에 따라서 이름을 붙이는데, 백내장은 당뇨나 밝은 빛에 의하여 발생하고, 녹내장은 안압이 올라가 발생되는 경우가 많고, 악화되면 실명할 수 있다.

충혈(적안, 목적 등)은 만성피로, 과로 등으로 발생하고, 황달은 담즙분비 이상으로 나타난다. 결막염은 원인이 다양하고 매우 쑤시고 아프며 고통스럽다. 시력이 떨어져서 발생하는 근시, 원시, 난시 등이 있고, 상기증에 의한 안압이 올라가는 증상이 있으며, 아폴로 눈병과 같은 유행성 질환이 있다.

안질환의 치료에는 몇 가지 원칙이 있다.

첫째, 상기증이 없어야 한다. 상기증이 있을 시는 氣를 내려야 한다.

둘째, 냉성체질은 남녀노소를 불문하고 심장생기혈에 뜸을 떠야 한다.

셋째, 안질환의 원인을 찾고 환경을 개선해야 한다.

마지막으로 약을 쓴다.

> **처방 1. (염비탕)**
>
> 안질환의 예방과 치료의 기초는 평상시 눈세척이다. 눈세척에 사용되는 시중에서 파는 안약은 오래 사용하게 되면 각막이 얇아지고, 2차 안질환 발생시는 대책이 없어지게 된다. 따라서 후유증이 없는 눈 세척제를 만들어 사용할 필요가 있다. 염비탕이다.
> 물 2ℓ에 천일염 1홉을 넣어 끓이되 1.3~1.4ℓ가 되면 식힌다. 이를 염비탕이라 한다. 매일 조석으로 염비탕을 사용, 눈, 코, 귀를 씻는다.

눈세척 방법으로는 소주잔에 염비탕을 가득 부은 다음 눈을 컵에 대고 컵을 손으로 잡은 다음 얼굴을 하늘로 든다. 그럼 염비탕 속에 눈이 있게 된다.

이 때 눈을 깜박거리면 눈에 있는 모든 불순물이 염비탕 속으로 빨려나온다.

눈 속에 있는 먼지, 염증, 가스 등이 제거된다. 다음엔 증류수나 정수된 물로 다시 한번 눈을 세척한다. 이것만으로도 안질환의 90%쯤은 치료와 예방이 동시 가능하다.

> **처방 2.**
>
> 황련 100g, 죽염 50g, 모감주 10g, 또는 난화를 넣고 문화로 달여서 1/3이 되도록 끓이는데 물 2ℓ를 넣어 0.6ℓ (6dℓ)가 되도록 한다.

이 약을 조석으로 좌우 눈에 한방울 씩 넣되 눈에 이상이 있을 시는 눈이 따갑다.

계속 눈을 깜박거려야 하며, 이때 눈물이 많이 흐른다. 눈을 깜박여도 눈이 따갑지 않고 눈을 뜰 수 있으면 화장지로 눈물을 꾹 눌러 흡수케 하고 다시 눈을 깜박여서 재차 눈물을 흡수케 하고 나서, 잠깐 바람을 쏘여 주면 되는데 그 시원함이 누구나 만족스러워 한다.

> **처방 3.**
> 생지황 12g, 숙지황 12g, 천문동 12g, 백문동 12g, 석곡 4g, 감초 4g, 지실 4g, 황금 4g, 청상자 4g, 구기엽 4g

위 약을 한 첩으로 하여 1일 2첩씩 증상이 사라질 때까지 복용한다. 이 약을 차로 복용해도 좋다. 차로 복용시는 이 약 한첩을 물 2되(4ℓ)에 넣고, 끓여서 수시 복용한다. 효능은 각막염이나 충혈을 비롯 치근종통, 구취, 구설창, 인후염(통), 설강, 중이염, 비염, 황달 등 얼굴 머리 부분 질환에 두루 좋은 효과가 있다.

> **처방 4.**
> 형개 8g, 백간잠 4g, 방풍 2g, 곽향 2g, 선퇴 2g, 강황 2g, 진피 2g, 후박 2g, 사삼 2g, 구기자 2g, 감국 2g, 청상자 2g, 목적 2g, 세신 2g, 지실 2g.
> ※ 냉성은 인진 한주먹, 열성은 다명 한 주먹을 넣는다.

위 약재를 분말하여 1일 3회, 매 2전(8g)씩 생강차나 두충차로 복용한다.

만약 분말복용이 어려운 사람은 환으로 만들어 복용해도 효능은 약간 더디지만 무방하다.

단 열성체질은 호환오자대로, 냉성체질은 밀환오자대로 하되 1회 20~30환씩 복용한다.

환을 지을 때는, 약재의 각 분량을 20배로 했을 때, 약 1개월 간 복용량이 된다.

자. 백혈병

백혈병은 어떤 이유로 백혈구가 이상 증식을 계속하는 혈액질환의 하나이다.

그런데 왜 백혈병을 간기능계에서 다루게 되었는가?

이유는 필자가 창시한 혈액형 의학의 공식에 의한다. 즉, 백혈병 환자는 대부분 비장이 과대하게 커져서 적출하는 경우가 많은데, 이 점을 두고 분석하면, 간기능계에 질병이 발생했을 때이다.

또 백혈구가 증가하는 이유로는 체내에 염증이 많을 때이다. 이는 심장기능에 문제가 발생하여 그 기능계가 약화된 때문이다.

또 하나는 체내의 면역체계의 혼란이나 약화에서 기인한다. 예를 들면 폐렴, 성홍열, 충양돌기염, 뇌막염, 단독, 디프테리아, 중독, 악성종양, 그 밖의 전염병 등에 의하여 백혈구가 증가한다고 되어있다.

다시 말하면 백혈구(흰피톨)는 아메바 모양의 혈액세포로서 모세혈관 밖에까지 나와서 인체에 해로운 균을 잡아먹는 면역계의 일원으로, 인체에 면역력이 떨어지거나 어떤 질병의 공격으로 인체의 생명력이 약화 되었을 때, 생명을 보호하고 지켜주는 혈액세포의 하나이다.

따라서 백혈병은 당뇨병과 함께 5장의 합병증으로 보는 것이 옳을 것이다.

또한 백혈병은 유전적 소인이 매우 강하다.

부모 중에 백혈병 환자가 있었다면 당연한 결과로 보겠지만, 만약 임신 전에 불치의 질병을 앓았다면 그 자손들은 어떤 불치의 질병이 발생할 가능성은 항상 내재되어 있는 셈이다. 특히 성병이나 당뇨병이 있는 사람들은 아이를 갖기 전에 심사숙고를 해야 한다.

백혈병 환자 중 골수이식을 받아 완치했다는 사람들이 가끔 있다. 그러나 그러한 천우신조나 기적을 바라기 보다는 평상시 건강관리와 예방대책이 필수적이다. 하지만 안타깝게도 지금까지는 그러한 예방 대책이 전무하였다.

그러나 다행하게도 필자의 연구에 의하여 그 대책이 마련되었다고 볼 수 있다.

단 노력은 스스로 해야 한다. 즉. 큰 불행을 막기 위하여 작은 고통과 작은 불행은 참을 줄도 알아야 하며, 작은 노력은 필수적이라는 사실도 인식해야 한다.

그리고 아는 것 보다는 실천하는 습관도 병행해야 함은 물론이다.

여기에 필자가 지금까지 인체와 질병에 대한 연구과정에서 질병을 예방하고 치료하는 원리원칙을 몇 가지 소개하고자 한다.

첫째, 혈액형의학의 혈액형 체질 섭생법을 무조건 지킨다.

둘째, 예비부모는 반드시 건강상태를 점검하고, 혹 작은 질병이라도 있을 시는 모조건 완치 후 아이를 갖는다.

셋째, 누구나 의사가 되어라. 최소 한 가정에 한 사람 혹은 8촌 이내의 의사 한 사람쯤은 반드시 있어야 한다.

넷째, 의학상식을 갖추거나 급할 때 도움을 받을 수 있는 명의 한 사람쯤은 알고 지내거나, 친하거나, 아니면 고정상담료를 지불하고 계약을 하라.

다섯째, 자연과학(順理, 天理)에 근거한 심신수련을 하는데 규칙적 투자를 하라. 이 정도의 상식적 원칙은 지키면서 살아야 인생을 산다고 말할 수 있을 것이다.

사람이 먹기 위해서 사는가?

살기 위해서 먹는가?

목표를 정해놓고 그 목표를 쫓아가는가?

못 죽으니 사는 것인가?

사람답게 살 것인가?

그냥 바람 따라 살 것인가?

욕심은 무엇이고 욕망은 무엇인가?

사랑은 무엇이고 증오는 무엇인가?
선은 무엇이고 악은 무엇인가?
나는 누구인가?
나는 무엇인가?

사람이 살아가면서 이러한 문제들도 가끔은 명상을 통하여 정리해 볼 필요가 있다. 이러한 삶의 방식이 좀 더 스스로를 안전하고 행복하게 해 줄 것이다.

백혈병 처방 1.

① 혈액형 의학식 섭생법을 지킨다.
② 심장 생기혈에 뜸을 뜨면서
③ 상기증을 다스리고
④ 신장기능을 강화하며
⑤ 간과 폐를 보호하며
⑥ 해독하며
⑦ 환경을 개선하고
⑧ 삶을 개선하고
⑨ 자신을 다스린다

처방 2.

백혈병에 좋은 단방약초(차로 마시거나 음용수로 한다.)
① 거매채   ② 무화과
③ 더덕   ④ 청대
⑤ 천문동   ⑥ 활나물
⑦ 속수자

처방 3.

면역력을 강화하는 단방 약초(차로 마시거나 음용수로 한다)
① 미역류   ② 제비꽃
③ 닥나무   ④ 취목숙근

처방 4.

종합비타민 함유 약초
① 양파　　　② 토마토
③ 토란　　　④ 대추
⑤ 포도　　　⑥ 표고버섯
⑦ 뽕나무(뽕잎, 오디, 상지, 상백피, 상근백피)
⑧ 구기자　　⑨ 백합　　　※ 하고초

처방 5.

복합 영양함유 약초
① 냉이　　　② 무우
③ 죽순　　　④ 은행
⑤ 호도　　　⑥ 피마자유
⑦ 부평초　　⑧ 수호로
⑨ 복숭아　　⑩ 비파

처방 6.

천초자 1근
돼지머리 하나를 넣고 푹 고아서(24시간) 120팩을 만들어 조석 공복(아침 기상 시와 저녁 잠잘 때)으로 1일 2회 1팩씩 복용한다.

차. 근 무력증

인체에서의 근육은 동양학적으로 목(木)에 해당하며, 근육무력증을 간 기능계에 편입하였는데, 원리를 논한다면 기(氣)부족현상으로 심장기능계 질환이다.

현대의학에서도 근무력증의 원인과 기전에서 흉선 이상과 갑상선 이상으로 판단하고 있다. 기(氣, 힘, 파워)가 전달되지 않음으로 4지가 흐느적거리는 질환인데, 기는 심장에서 발생되는 관계로 기가 부족하다는 것은 곧 심장기능의 약화에 그 원인이 있다고 보겠다.

그럼 심장이 약하다면 어떤 문제들이 있을 수 있는가?

먼저 불치병이라는 말을 하게 된다. 그 이유로는 소화흡수가 제대로 이루어지지 않기 때문에 약효가 잘 나지 않는다. 약효가 나지 않으므로 오랜 세월 병마와 싸워야 하고, 잠시라도 늦추면 금새 원점으로 돌아가 버린다. 이처럼 불치병이라고 하는 병명의 뒤에는 대부분 심장의 허약성이 자리 잡고 있기 때문이다. 베체트씨 병이나 루푸스종도 같은 맥락이다.

백혈병이나 당뇨병도, 중풍도, 암도 예외는 아니다.

근무력증을 치료하는 데는 최우선이 심장기능 강화에 있다. 누차 강조하지만 심장기능 강화는 심장 생기혈 뜸 이상은 없다. 심장병에 좋은 약들은 한약이나 양약 따질 것 없이 증상완화 또는 응급이나 대증요법일 뿐이다. 즉, 보조요법 일 수 밖에 없다.

그 다음에 근육 강화에 필요한 처방이다. 따라서 근무력증이나 루푸스종, 베체트씨 병 등은 냉성체질에서 발병되는 경우가 대부분이다.

근무력증 치료순서는

첫째, 혈액형 체질식이 우선이다.

둘째, 심장뜸과 기내림과 신장기능회복

셋째, 기혈조절과 복약이다.

처방 1. 근무력증에 좋은 단방약초

① 상사화
② 마전자
③ 골쇄보
④ 두충
⑤ 자연동(산골)
⑥ 석송
⑦ 황정
⑧ 선모
⑨ 죽근
⑩ 접골목

처방 2.

초오 40g, 천오(동변침) 30g, 창출 30g, 남성 30g, 독활 30g, 고삼 30g, 우슬 20g, 적작약 20g, 방기 20g, 위령선 20g, 강활 20g, 방풍 20g, 모과 20g, 단삼 20g, 홍화 20g, 호경골 20g, 유향 4g, 몰약 4g, 영사 4g, 감초 4g

위 약을 분말하여 열성체질은 호환오자대, 냉성체질은 단삼 대신 부자를 넣고 밀환오자대로 하여 1일 3회 식전(공복)에 복용한다.

처방 3.

숙지황(간초주침) 800g, 운모(桑灰水去製) 320g, 토황(土熿)-수비진유제 160g, 호골전(거유) 120g, 수철(금몽석제) 120g, 녹용(주구)-열성체질 용골 100g, 인삼(열성체질 노회) 100g, 백하수오(미감침 3일) 100g, 적하수오(미감침 3일) 100g, 백복령(거맥) 40g, 육종용(주제) 40g, 당귀신(주제) 40g, 모자석(주초수비) 40g, 쇄양(주초) 40g, 구판(주구) 40g, 저슬(주초) 40g, 구기자(주초) 40g, 토사자(주침) 40g, 오미자(주초) 40g, 감초 40g, 육계(거피) 40g, 부자(동변침 3일)-열성체질 석고 40g, 동려(초제) 40g, 두충(거사간제) 40g, 파극(거골) 40g, 우슬(주세) 40g, 속단(주세) 40g, 자연동(유침수비) 40g

이 처방은 예로부터 유명한 태을환이다. 약재를 모두 분말하여 밀환오자대하고 냉성체질은 인삼지황탕이나 십전대보탕으로 열성체질은 사물탕이나 녹차로 매 공복 30환씩 복용한다.

처방 4. 냉성체질방

석곡 40g, 황련 40g, 우슬 12g, 인삼 12g, 황기 10g, 백출 8g, 당귀신 8g, 진피 8g, 승마 4g, 시호 4g, 모과 4g, 오약 4g, 향부자 4g, 청피 4g, 천궁 4g, 방풍 4g, 계지 4g

열성체질은 인삼을 빼고 노회를 넣는다.

위 약을 한 첩으로 하여 달여서 식전(공복)에 복용한다. 이 처방은 '공평가미 보중익기탕'이다. 2제에서 4제 정도를 복용하면 차도가 나타난다.

카. 사지(四肢) 동통

인체에서 아프다거나, 무겁다거나, 저리거나, 쑤시거나, 나른하여 힘이 없다거나 땡긴다는 등의 증상은 모두 기혈의 흐름이 좋지 않음으로서 발생한다.

여기서 氣는 심장이 운영하고, 血은 신장이 운영한다. 이때 기와 혈을 조절하는 기관이 간이다. 그리고 사지를 관장하는 기관 또한 간이다.

따라서 사지동통을 간장편에서 다루게 된 이유다. 만약 4지동통이 한쪽에서 나타난다면 그것은 척추질환이다. 그리고 척추질환의 원인은 사고가 아닌 이상 심장과 신장기능의 약화에 있다.

사지동통의 가장 크고 직접적인 원인은 심장기능의 약화에 있으며, 다음 기능이 신장이고, 세 번째 기능이 간이다.

이로서 사지동통의 치료는 심장, 신장, 간을 치료해야 한다.

사지동통의 치료에 들어가면, 가장 먼저 해야 할일이 기혈의 순환을 촉진하는 일인데, 이 일은 장청소가 우선이다(장청소는 간염편을 참고한다).

다음은 심장뜸인데, 이는 "혈액형의학의 체질이야기" 제 1권을 참고한다.

세 번째는 기를 내리고, 신장을 보호한다(신장기능 강화~제2권)

처방 1. 사지동통에 좋은 단방약초

① 모과나무 가지
② 봉선화
③ 수양버들
④ 소나무 뿌리와 괭이(마디)
⑤ 오가피
⑥ 백출
⑦ 해동피와 뿌리
⑧ 접골목
⑨ 참빗살 나무
⑩ 우슬뿌리
⑪ 지구자 뿌리

처방 2.

차전자 뿌리를 보리차처럼 꾸준히 달여 마신다.

처방 3. (가미십전대보탕) - 냉성체질용

인삼	} 사군자탕		6g
백출			〃
백복경		8진탕 또는 8물탕	〃
감초		또는 8보탕이라고도	〃
숙지황	} 사물탕	한다.	〃
백작약			〃
천궁			〃
당귀			〃

황기 4g, 육계 4g, 우슬 4g, 해동피 4g, 위령선 4g

위약을 한 첩으로 하여 조석 공복으로 1일 2회 복용하되 3개월까지 꾸준히 복용한다.

- 열성체질은 인삼과 숙지황을 빼고 그 자리에 노회와 다명을 넣는다.
- 사군자탕은 기방(氣方)이라 하여 남자와 노인들에게 주로 사용하는 처방이고, 사물탕은 혈방(血方)이라 하여 여자와 어린이들에게 주로 사용하는 처방이다. 8물탕은 기와 혈을 동시에 구하고자 할 때 사용하는 처방이다.

> **처방 4**
> 황기 320g, 의이인 160g, 백출 80g, 백복령 80g, 방풍 20g, 육계 12g

위약은 물 2되(4ℓ)와 술 1되(2ℓ)를 붓고 달여서 1되(2ℓ)가 되도록 한다. 이 약을 3일에 나누어 마시고, 저녁에는 취한 한다. 7회를 반복하면 충분히 효과를 누릴 것이다.

타. 협통(옆구리 통증)

협통은 원인이 다양하다. 늑막염이나 신방광, 요로결석일 때, 간기능 약화일 때, 폐기능 약화일 때, 위장이나 비장, 12지장에 문제가 발생했을 때, 과식했을 때 등으로 꼭 찝어 말하기 어렵다.

필자의 추론으로는 5장의 조화가 무너진 삼초질환이 아닌가 싶다.

다만 치유의 지름길을 찾는 일은 병원진단이 필요하다. 필자는 의학을 처음 연구할 때부터 W이론을 추구해 왔다. 양방과 한방, 양방과 혈액형의학, 한방과 혈액형의학, 음식과 혈액형의학, 약초와 혈액의학, 이것이 필자가 추구해 온 의철학이다. 따라서 진단은 과학적으로, 치료는 생명학적으로 그리고 진단할 수 없는, 또는 진단이 안되는 질병은 이치로 풀어야 한다.

협통의 원인이 신장계통일 경우는 "혈액형의학의 체질이야기 제 2권"을 참고하면 될 것이다. 그리고 폐계통일 경우는 "혈액형 의학의 체질이야기 제 3권"을 참고하라.

여기서는 간기능 계통에 대해서만 논한다.

> **처방 1. 左측협통**
> 지실 6g, 천궁 6g, 남성 4g, 반하 4g, 도인 4g, 백개자 4g, 대황 4g, 홍화 2g, 생지황 2g, 계심 2g, 감초 2g

위약을 호환오자대로 환을 지어 식후 20~30환씩 1일 3회 복용하되 생강과 대추를 넣어 끓인 차로 복용하든가 술로 복용한다.

혹 氣가 체하여 원활하지 않을 시는 전갈 8g을 더하여 환을 짓는다. 또 냉성체질 환자는 환을 지을 때 꿀을 사용하면 더욱 좋다.

처방 2. 右측협통

황백 6g, 지각 6g, 강황 6g, 남성 4g, 반하 4g, 도인 4g, 백개자 4g, 대황 4g, 홍화 2g, 생지황 2g, 계심 2g, 감초 2g

약을 만들고 먹는 방법은 앞과 같다.

처방 3. 양협통

황백 10g, 시호 10g, 반하 8g, 현호색 8g, 도인 8g, 황금 8g, 지실 8g, 천궁 8g, 강황 8g, 계심 8g, 길경 8g, 남성 8g, 백개자 8g, 청피 8g, 생지황 8g, 행인 8g, 홍화 2g, 감초 2g, 생강 3쪽

위약은 달여서 식후 복용한다. 만약 환을 지으면 복용방법은 앞 처방과 같이 한다.

처방 4.

오령지 60g, 천궁 20g, 적작약 20g, 청피 20g, 창출 20g, 천오 20g, 초오 20g, 생지황 12g, 지각 12g, 계지 12g, 위령선 12g, 강활 12g, 독활 12g, 감초 10g

위약을 분말하여 생지황즙으로 오자대환하여 식후 20환씩 냉성체질은 인삼차나 영지차로 복용하고 열성체질은 커피나 녹차로 복용한다.

처방 5. 냉성체질방

상기생 12g, 시호 12g, 황금 8g, 인삼 4g, 영지 4g, 반하 4g, 감초 2g

열성체질방

황백 12g, 시호 12g, 황금 8g, 다명 4g, 노회 4g, 반하 4g, 감초 2g

위 약을 식후 복용하되 1일 3회 1개월 이상 꾸준히 해야 한다.

제 2 장
당뇨병

1. 당뇨병의 허상과 실체

가. 당뇨병은 5장의 합병증이다.

당뇨병은 아직 의학적 기전이 없다. 의학적 기전이 없다는 것은 곧 치료할 수 없다와 같은 뜻이다. 그래서 한번 당뇨병에 걸리면 죽을 때까지 함께 해야 한다.

당뇨병은 누구나 잘 아는바와 같이 혈당저하 또는 혈당변환이 잘 이루어시시 않음으로 하여 혈액 속의 당분수치가 높고 오줌 속의 당분수치가 높은 질환이다.

혈액 속의 당분 수치가 높아지면 혈액순환의 속도가 떨어지고, 혈액순환의 속도가 떨어지면, 몸의 곳곳 특히 말초부위에 염증이 일어나고, 염증이 일어나면 빨리 치유가 안 되는 고약함이 있다.

여기까지의 문제점은 췌장의 인슐린분비와 부신의 아드레날린 분비의 균형이 무너진 결과다. 이 두 기능의 조화가 잘 이루어지면 문제는 사라질 수도 있다.

다음은 순환장애의 원인이 되는 심장기능과 폐기능이다. 심장의 흉선과 갑상선의 기능저하로 대사순환을 촉진하는 호르몬분비의 부족이다. 폐는 호흡기능이다. 호흡기능이 약해지므로 혈액순환(동맥, 정맥)과 대사순환의 장애가 한 요인이 되고 있다. 다음은 비장의 기능약화로 면역력이 떨어져 치유가 더욱 어려움을 낳고 있다. 이것이 당뇨질환의 대강이다.

나. 폐기관의 호흡기능

인체에서 폐는 천기(하늘의 기운)를 관리하는 기관이다. 하늘의 기운은 공기이며 기(氣) 자체이다. 이 기를 움직이는 힘은 심장에서 나오며, 이 심장을 움직이는 기관은 신장이다.

여기서 폐는 인체에 공기를 공급하는 기관으로 주 임무를 맡고 있다. 폐로 공급받는 공기는 동맥으로 들어가고, 피부로 공급받는 공기는 정맥으로 들어가고, 장으로 공급받는 공기는 영양의 이동을 돕는다. 만약 이 공기의 공급이 원활하지 않으면 혈액이 움직일 수가 없고, 영양도 흡수가 불가능하며, 음식이 소화기관을 통과할 수도 없고, 대소변을 볼 수도 없으며, 인체를 유지하는 것은 물론 활동하는 힘을 쓸 수도 없다.

따라서 혈액도, 음식도, 대소변도 항상 공기를 동반하지 않고는 이동이 불가능한 것이다.

즉, 공기를 동반해야 체내의 순환이 이루어지는 것이다.

다. 심장의 흉선과 갑상선

심장은 마음의 집이며, 생명의 원천이다. 심장이 움직일 때는 생명이 존재하지만, 심장이 멎으면, 생명 또한 멎는다. 심장은 생명의 원동력이다. 따라서 심장이 강하면 생명력이 강하고, 심장이 약하면 생명력이 약하다.

심장은 부속기관을 가지고 있다. 그 부속기관도 생명의 원동력이다. 즉, 흉선과 갑상선의 기능은 어려서는 성장호르몬을 발생시키고 성장이 멈추면 대사촉진 호르몬을 발생시킨다. 인체에서 생명이 있는 한, 각 기관과 세포에 영양을 공급해야 하는데, 이때 공급하는 힘, 즉, 밀고 당기는 힘이 흉선과 갑상선에서 나온다.

다시 말하면 심장이 1차 엔진이라면 흉선과 갑상선은 2차 엔진이다.

그래서 심장이 약하면 대사가 늦어지고, 대사가 늦어지면 숨이 차고, 몸이 무겁게 느껴지며, 무기력하고, 우울증에 걸리기 쉬우며, 자리보전하고 누워 지내는 경우가 많아진다.

따라서 심장은 신장의 영향(부신호르몬-아드레날린)을 받지만 흉선과 갑상선은 심장의 영향을 받는다. 고로 흉선과 갑상선 기능의 이상은 말초순환의 장애를 불러일으킬 수 있다.

라. 간장의 췌장

흔히들 당뇨환자들은 췌장에 문제가 발생하는 것으로 알고 있다. 하지만 췌장만의 문제는 아니다. 췌장에서 인슐린을 정상적으로 분비하도록 운전하는 기관은 뇌하수체로부터 부신호르몬까지 연결되어 있다.

또한 부신의 기능은 비장의 면역기능에 의하여 작용하고 있다. 이처럼 얽히고 설킨 5장의 부조화가 당뇨라는 질병으로 나타나는 것이다.

여기서 당뇨질환의 가장 핵심적 기관이 간장이다. 당뇨병은 혈당이 상승된 상태이고, 혈당이 상승된 상태는 췌장에서 분비하는 인슐린의 작용이 약한 이유이기 때문이다. 따라서 췌장이 약하다는 것은 곧 간기능이 약하다는 것이다.

마. 신장의 부신

신장은 물을 상징한다. 그리고 바다를 상징한다. 동양학에서는 최초의 숫자 1을 수(水)라고 하였다. 그리고 지구는 3/4이 물이다. 서양의 철학자 탈레스도 "생명은 물에서 시작되었다"라고 말했다. 심장이 생명이라면 신장은 생명의 바탕이다.

부신은 신장계통의 기관이며 호르몬을 분비한다. 부신에서 분비되는 대표적인 호르몬은 에피네프린(아드레날린이리고도 함)과 노르에피 네프린을 만드는데 이곳은 부신수질이다. 부신피질에서는 코르티코스테로이드(당질코르티코이드, 무기질코르티코이드, 성스테로이드)를 분비한다.

여기서 에피네프린의 작용이다. 혈관의 수축과 확장에 관여하며, 심작박동작용(심근수축의 빈도와 강도 증가)을 하며, 글리코겐의 분해, 포도당의 합성, 지질의 분해, 글루카곤(혈당상승작용) 방출의 증가, 인슐린 방출의 감소작용 등을 한다.

이를 크게 분류하면 췌장의 인슐린은 혈당을 저하시키고, 부신의 에피네프린은 혈당을 상승시킨다고 보면 되겠다. 그렇다면 당뇨환자의 부신은 떼어 내 버리면 되지 않겠는가? 하는 의문을 가질 수 있다. 만약 그렇게 한다면 빈대 잡으려다 초가삼간 태우는 격이 된다.

바. 비장

비장은 면역계의 중심이다. 림프구를 생산하고, 형질세포를 생산하며 혈액을 저장(350cc)하고, 수명이 끝난 적혈구를 파괴하고 조혈한다.

동서를 불문하고 비장의 정보는 매우 빈약하다.

그렇다면 비장의 기능이 실제로 빈약한가? 아니다. 신장을 관리한다. 비장이 부실하면 당뇨가 발생할 수 있고, 혈압조절이 불규칙해지며, 중풍이 발생할 수도 있다.

또 사람이 식사를 하면 전신의 혈액을 끌어 모아 (1/4) 비장을 부풀려서 위장 속의 음식물을 12지장으로 이동하도록 압박한다. 그래서 사람들은 식사 후에 4지가 나른하고 졸음이 오는 것이다. 이 현상을 식곤증이라고 한다.

2. 당뇨병을 막아라(황당한 식이요법)

가. 운동을 하면 혈당수치가 떨어진다.

어느 날부터인가 주변에 당뇨환자가 많다보니 지금은 누구나 당뇨전문의 만큼 상식이 풍부해 졌다. 그래서 당뇨에 걸렸다는 말만 들어도 "운동해라"이다.

만보걷기(약 10km), 헬스, 에어로빅, 등산, 조깅 등 사람마다 전하는 바는 다르나 모두 운동이라는 점은 같다. 그럼 왜 운동인가? 운동은 기초대사량을 증가시킴으로서 혈당수치를 낮출 수 있기 때문이다. 그럼 혈당수치가 떨어지면 당뇨병이 치료되는 것인가? 그것은 아니다. 오늘 하루의 생명유지가 용이할 뿐이다.

하지만 어떤 사람들은 운동을 하면 할수록 생명유지에 위험을 느끼는 사람도 있다.

그러한 사람은 심장기능이 매우 약한 사람들이다. 이 사람들이 운동을 하게 되면 오히려 혈당수치가 올라갈 수도 있다.

그리고 어떤 사람들은 아예 걷기운동 조차도 힘들어 못하는 경우도 있다.

나. 설탕먹지마라, 당뇨 걸린다.

필자는 어려서부터 단것이라면 사족을 못쓸 만큼 좋아한다. 국수는 기본으로 설탕에 말아 먹고, 밥맛이 없을 때는 밥에 설탕을 넣고 물을 부어 먹는다.

과일도 수박, 참외, 토마토는 설탕에 버무려 먹는다. 떡은 물론 커피 한잔에 설탕 기본 일곱 스푼이다. 지금 월평균 설탕소비량은 최소 6kg 이상이다.

어려서는 항상 주머니에 사카린 봉지가 있었다. 20대 부터는 설탕으로 바뀌었다.

지금 육갑이 가까워 오니 족히 설탕사랑 50년 정도는 되는 것 같다.

그럼 필자는 지금 지독한 당뇨병으로 죽을 날만 기다리고 있는가?

아마도 설탕 많이 먹고 당뇨 걸린다면 필자에게는 관이 꽤나 많이 필요했을 것이다. 앞에서도 당뇨병의 허실을 따져보았지만, 사실 설탕과 당뇨병의 관계는 무관하다고 해도 지나치지 않는다.

다만 심장과 신장의 부조화로부터 출발한 5장의 합병증이라는 점을 잊어서는 안될 것이다.

다. 과일을 먹지 마라.

과일을 먹으면 당수치가 올라간다. 그러니 과일을 먹지 말라. 이 말은 곧 "구더기 무서우니 장 담그지 말라"는 속담과 같은 이야기가 된다.

과일을 먹지 말라는 이야기는 과일속의 당분이 무서우니, 비록 과일속의 다른 좋은 성분이 있다 해도 먹지 말라는 뜻이다. 과일속의 다른 좋은 성분이란, 미네랄과 비타민이다.

당뇨환자에게는 절대 필요한 성분이다.

그렇다면 '당뇨환자가 당분을 먹게 되면 병이 악화되는가?' 이것이 문제다.

당분을 분해하는 인슐린이 모자라므로 당분을 더 먹게 되면 당 수치는 좀 더 올라가는 것은 지극히 당연한 일이다. 당 수치가 일시적으로 올라갔다고 하여 질병이 악화되었다고는 그 누구도, 설령 의사라 할지라도 장담할 수는 없는 일이다.

오히려 과일을 먹어 주므로 하여 치유의 지름길이 될 수도 있다. 우선 이뇨작용이 강한 과일이 그렇고, 영양이 종합적으로 많이 들어있는 과일이 그렇다.

라. 잡곡밥을 먹어라.

필자는 당뇨병을 연구하면서 혈액형별로 조사를 하였다. 그리고 당 수치의 변화도 기록하였다. 그 결과 냉성체질이 잡곡밥을 먹었을 때와 하얀 쌀밥을 먹었을 때의 당 수치변화를 보면, 흰 쌀밥을 먹었을 때는 당 수치가 내려가지만 잡곡밥을 먹었을 때는 반대로 올라갔다. 그리고 일상생활이 더 힘들다는 사실도 알았다.

여기에 반하여 열성체질은 확실히 잡곡밥을 먹었을 때가 당 수치도 떨어지면서 컨디션도 좋다는 사실을 알았다.

그럼 냉성체질은 일체의 잡곡을 섞으면 안되는 것인가? 그것은 아니다. 냉성체질이 선천적으로 분해하지 못하는 곡류를 빼면 된다. 즉, 조, 수수, 콩, 기장 등은 섞어도 좋다. 특히 수수는 심장기능을 이롭게 한다.

분해하지 못하는 것은 현미의 껍질, 흑미의 껍질, 보리, 밀, 귀리, 메밀 등이다. 하나의 예를 들면 냉성체질이 흑미를 넣은 밥을 먹고, 다음날 대변을 살펴보라. 그럼 대변 속에 흑미가 알알이 박혀 있는 사실을 발견하게 될 것이다.

이러한 먹거리의 정확한 정보가 곧 건강으로 가는 지름길이다. 명의를 구하는 것도 좋고, 대학병원을 찾는 것도 좋고, 규칙적으로 건강검진을 받는 일도 중요하지만 가장 우선해야 할 일은 내 몸이 좋아하는 먹거리의 선택일 것이다.

먹거리는 생명유지의 에너지이기 때문이다. 세상만사 모든 것이 살아 있을 때 필요한 것이지 죽은 후에 필요한 것은 없다.

3. 진짜 식이요법

세상에 진짜 식이요법이라는 것이 있는가? 아니다. 그럼 무엇인가? 자신의 몸에 맞는 식이요법이 진짜 식이요법이다. 즉, 먹거리에 진짜와 가짜가 있는 것이 아니고 자신의 몸에 맞는 것이 진짜라는 이야기다. 예를 들면 영양학적으로는 백미보다 현미가 진짜라고 할 만큼 월등히 좋다. 하지만 냉성체질에는 백미가 진짜이고 현미는 가짜다. 또 오리는 불포화지방이라고 하고 닭은 포화지방이라고 한다. 이 두 가지를 의학적으로 보면 당연히 오리가 더 인체에 이롭다. 그러나 냉성체질에는 오리는 가짜이고 닭이 진짜다.

여기 쌀밥과 보리밥, 국수가 있다고 하자. 예로부터 우리 민족은 보리밥이나 국수는 참용(간식)이고 정식 식사는 쌀밥이다. 이때 우리는 보리밥이나 국수를 가짜라고 한다. 그리고 쌀밥은 진짜다. 그러나 열성체질에는 보리밥이나 국수가 더 이로우니 진짜가 되고 쌀밥은 이로움이 적으니 가짜가 된다.

앞으로는 이러한 차원에서 진짜와 가짜가 구분되어야 할 것이다.

이는 혈액형의학의 체질이야기에서 성분보다는 성질을 위주로 한 이론체계이며, 질병을 치유하는 정보이자 사실을 확인할 수 있는 원리이다.

가. 체질식

혈액형의학의 체질이야기에서는 가장 중요 포인트가 체질식이다.

체질이란 무엇인가? 원래 태어날 때부터 스스로 가지고 있는 특성이다. 그리고 먹거리에도 각기 특성이 있다. 예를 들어보자.

혈액형 A형이나 B형은 냉성체질(필자 연구에 의한)이다. 냉성체질은 계속 강조하는 내용이지만 열을 소모하고 생산하지 못하며, 신맛을 생산하고 짠 맛을 생산하지 못하며, 우유를 분해하는 효소를 생산하지 못하며, 보리, 밀, 메밀, 팥, 현미를 분해하는 효소를 생산하지 못하며, 추위를 이기는 능력이 부족하며, 혈액이 응고되려고 하는 성질이 강하다.

이로 미루어, 냉성을 지닌 먹거리는 냉성체질이 섭생하였을 경우 세포의 활동이 위축되고, 이를 막기 위하여 에너지 소모는 늘어나서 쉽게 피로해 진다. 따라서 氣와 血의 순환속도도 떨어져서 몸이 무겁게 느껴지고 하품과 기지개 켜기를 자주하게 된다. 이에 용혈성 식품을 섭생하게 되면 이들의 현상을 막을 수 있다.

혈액형 O형과 AB형은 열성체질이다. 열성체질은 냉氣를 소모하고 생산하지 못하며, 짠맛을 생산하고, 신맛을 생산하지 못하며, 인삼이나 녹용, 영지, 오가피의 성분에 대항을 못하며, 더위를 이기는 능력이 부족하며, 혈액은 용혈되려고 하는 성질이 강하다.

이로 미루어 열성체질은 열성먹거리를 섭생할 경우 세포의 활동은 위축되어 이를 막기 위하여 에너지가 과다 소모되므로 쉬 피로하고, 기혈의 순환속도가 떨어져서 몸이 무겁게 느껴지고 사지가 나른하며 의욕이 소실된다. 이때 응혈성 식품은 원기를 회복하고 총기를 맑게 한다. 이것이 체질식이다.

나. 과일은 먹어도 좋다(먹은 만큼 당 수치는 올라도 병이 악화되는 것은 아니다).

당뇨환자들의 고통은 먹고 싶은 것을 마음대로 먹지 못하는데 있다. 그러나 당뇨병이라고 하는 질병의 특성을 정확히 알고 나면, 그렇게 걱정만 하고 있을 일은 아니다. 예를 들어 당뇨환자들에게 과일을 먹지 말라고 의사는 말한다.

먹지 말라고 하는 이유는 무엇인가? 그것은 당 수치가 올라간다는 것이다. 그럼 당분이 과일에만 있는가? 탄수화물의 성분은 몽땅 당분이다. 그럼 밥을 먹지 말라는 말인가? 그렇다면 병을 고치기 위하여 굶어 죽어야 한단 말인가? 이왕에 죽는 일이라면 굶어 죽는 것 보다 먹다가 죽는 것이 더 행복하지 않을까?

이제는 거꾸로 생각해보자. 당뇨병으로 고생하던 사람이 어느날 식이요법을 하여 당수치가 정상으로 돌아왔다고 하자. 그럼 당뇨병이 완치된 것인가?

그리고 어느날 당뇨환자가 저혈당이 되어 쓰러졌다면 그것은 무엇인가? 당뇨병은 서두에서도 밝혔듯이 5장의 복합성 질환이므로 잠시 당수치가 떨어졌다고 해서 낫는 것은 아니다. 언제든지 다시 올라갈 가능성이 잠재하고 있으며, 또한 죽을 수 있는 위험성을 항시 내포하고 있다는 사실에 대하여 잠시도 망각해서는 안된다.

다. 조금씩 나누어 먹어라.

당뇨환자는 특수한 경우를 제외하고는 인슐린 분비액이 줄어들어 인체에 흡수된 포도당을 정해진 시간 안에 글리코겐으로 바꾸지 못하는 데서 비롯된다.

즉. 인슐린 분비량이 적으므로 포도당을 변환시키는 속도가 느리다. 여기서 이 변환속도가 느리므로 발생되는 현상이 당뇨증상이다.

그래서 식사를 인슐린 분비량에 맞추는 일이 중요하다. 즉, 한 끼 식사를 2번에 나누어 먹는 일이다. 그럼 당뇨환자는 하루에 여섯 끼니를 먹는 셈이 된다. 그렇게 해야 한다. 그리고 해로운 음식은 절대 피하고 규칙적인 일과 운동을 해야 한다. 그리고 중요한 사항 한 가지, 저혈당을 조심해야 한다. 당뇨병이 악화되면 어느날 갑자기 저혈당이 오는 경우가 있다. 이때는 매우 위험하다. 그래서 항상 사탕이나 설탕물을 휴대해야 한다.

당뇨병은 앞에서도 누차 설명했지만 5장의 합병증이므로 쉽게는 치료되지 않을 뿐만 아니라 고치기도 어렵다. 그래서 더욱 환자의 노력과 지구력을 필요로 한다. 그리고 질병과 연계하여 체력과 생활을 조절하면서 살아가는 지혜가 필요하다.

라. 땅을 파라. 황금이 나온다(田耕黃金出, 전경황금출).

요즈음 도시생활에서 찌들고 피곤해진 육체와 영혼들이 많다. 당뇨환자가 운동이나 만보걷기를 함으로써 많은 도움을 받고 있다. 하지만 이보다 열배, 백배 효과적인 운동이 있다. 논이나 밭에 나가서 땅을 파는 일이다. 먼저 맨발로 흙을 밟는 기분은 영혼을 달래는 운동이 된다. 다음엔 자연과 하나 되는 기분이 된다. 세 번째는 자연의 맑은 공기가 심신을 달래어 희망을 갖게 해준다. 네 번째는 땀을 흘리니 체내의 독소가 배출된다.

다섯째는 몸과 마음이 가벼워지니 살아있다는 사실에 대하여 보람을 느끼게 된다. 이 외에도 수없이 많은 장점과 잇점들이 있지만 열거할 수는 없고 건강 상태가 좋아지니 병원비와 약값이 절약된다. 이것이 곧 땅 파고 황금을 얻는 것이 아니겠는가?

그렇다고 무작정 삽을 들고 나가서 아무데나 땅을 파서는 안 된다.

밭이나 논에 나가서, 처음에는 50m의 길이를 한삽 한삽 파는 데 1주일간 계속 한다. 이상이 없으면, 2주째는 75m의 길이를 판다. 2주 동안에도 이상이 없을 시는 100m의 길이를 판다. 이 이상 늘릴 필요는 없다. 이 이상은 오히려 건강을 해칠 수도 있기 때문이다. 물론 체력에 따라서 가감하고 조절할 수 있다.

4. 당뇨병은 없다.

앞에서도 밝혔듯이 당뇨병은 5장의 합병증이다. 특히 면역계와 호르몬계의 반란이다. 따라서 평상시 최소한의 건강관리를 해주어야 불치나 난치병에 걸리지 않는다. 최소한의 건강관리는 무엇인가?

그것은 자신의 혈액형에 맞는 섭생법이다. 세상 사람들이 모두 좋다고 하여도 나에게는 나쁠 수 있고, 또 세상 사람들이 모두 나쁘다고 하여도 나에게는 좋을 수도 있다. 그리고 나에게는 나쁜 줄 모르겠는데 나쁘다는 것이 있는가 하면 나에게는 좋은 줄 모르겠는데 좋다는 것이 있다.

또 내가 먹어보면 분명히 나쁜데 좋다는 것이 있고, 내가 먹어보면 분명히 좋은데 나쁘다는 것이 있다. 여기서 사람들은 헷

갈려 한다.

예를 들면 녹차가 좋다고 하는데 몸에 맞지 않아 안 마시는 사람이 있는가 하면, 보약이 좋다는데 싫어서 안 먹는 사람, 꿀이 좋다는데 안 먹는 사람, 인삼이나 홍삼이 좋다는데 안 먹는 사람이 분명히 있다.

또 냉성체질에는 인삼이 좋다는데 먹기만 하면 부작용을 느끼는 사람이 있고, 열성체질에는 커피가 좋다는데 먹기만 하면 잠을 못자는 사람도 있다. 이 처럼 좋다는 것이 몸에서는 부작용을 느끼는 사람들은 그 동안 부적성 식품을 많이 먹어서 오히려 부적성 식품이 들어오면 몸은 통과시키고 적성식품이 들어오면 몸이 가로막는 어처구니 없는 상황이 벌어진다.

이것을 아는 것이 프로(의사·전문의)다. 이러한 프로를 만나지 못하면, 난치병은 고칠 수 없다. 이러한 프로를 만날 수 있는 환자는 행운이며 행복한 사람이다.

가. 심장뜸을 떠라(치매도 없다).

인체에서 발생 할 수 있는 질병들을 현대의학에서 밝힌 바에 따르면, 37,500여종에 달한다. 여기서 기전이 밝혀져서 치료가 가능한 질병은 500여종에 불과하다. 이것마저 대부분 세균성 질환이다.

필자의 연구결과에 따르면, 인체에서 발병할 수 있는 질병들의 90%이상은 심장과 깊은 연관성을 지니고 있다. 즉, 심장이 튼튼하면 대부분의 질병이 발생 할 수 없다는 뜻이다. 심장이 튼튼한 사람에게는 세균도 함부로 접근하지 않는다. 심장이 건강하면 신장도 건강하다는 뜻이다. 심신장이 건강하면 일상생활에서 피곤도 느끼지 않을 뿐만 아니라, 일반인보다 10~20년 정도는 젊게 살아갈 수 있다.

또한 당뇨병은 죽는 날까지 걸릴 확률이 제로(0)다.

그 이유로는 당뇨병은 5장의 기능저하에서 출발하는데 심장과 신장이 튼튼하다면 당뇨병의 조건이 성립되지 않는다. 또 설령 당뇨병에 걸렸다손 쳐도 심장과 신장이 건강하면 걱정할 일이 없다. 혈액순환이 잘 되기 때문이다. 혈액순환에 장애가 일어나므로 하여 당뇨병의 합병증이라고 하는 수족괴저나 시력에 문제가 야기되는 것이기 때문이다.

심장뜸은 "혈액형 의학의 체질이야기 제 1권"을 참조하라.

나. 상기증을 잡아라(늙지 않는다).

상기증이란 무엇인가?

가장 알기 쉬운 방법으로 여성들의 갱년기 장애를 들 수 있다. 여성이 갱년기 장애를 겪게 되면 하루에도 몇 번씩 얼굴이 화끈거리며, 머리가 맑지 못하고 매사가 짜증스러워 진다. 하루하루 기억력도 감퇴되고, 심리적 괴변에 스스로도 놀라고 당황스럽다. 이와 비슷한 증상이 또 있다. 고혈압, 저혈압, 심장병, 화를 냈을 때, 강한 스트레스를 받았을 때 등으로, 피가 거꾸로 도는 것 같다거나, 혈기가 위로 솟아 얼굴이 울그락 붉그락 하는 증상이 상기증이다.

상기증이 발생하는 근본적 원인은 심장과 신장의 조화가 무너진 탓이다. 즉, 심장은 신장을 돕고 신장은 심장을 도와야 건강을 유지 하는데, 심장은 심장대로 신장은 신장대로 따로 논다면 그 순간이 곧 상기증의 시작이 되는 것이다. 이때의 인체 내 기혈의 순환상태를 보면, 상체에 혈액이 많고 하체에는 적다. 이때 기(氣) 순환은 잘되지 않는다. 심하면 눈이 튀어 나올 만큼 상체의 압력이 높다.

이럴 때 기가 막히는 것이다. 기가 막히면 죽을 수도 있다. 혈이 막히면 터지고 흐르지 않으면 썩는다. 이러한 위급(응급) 상황이 닥치면, 가장 먼저 해야 할 일이 손가락 끝을 사혈하는 일이다. 이 방법은 어디까지나 응급조치다. 응급조치에도 좀 더 효과적인 방법이 있다.

냉성체질은 왼손 우선인데, 엄지와 중지 소지를 딴다. 열성체질은 오른손이 우선이고, 엄지와 약지를 딴다. 이 응급조치는 모세혈관 출혈을 막는 중요수단이다. 만약 응급 시, 이 조치를 취하지 않고 119에 전화를 하여 병원으로 실려 갔다면 그 사이 모세혈관 파열로 인한 출혈이 일어날 수 있는데, 만약 그렇다면 장애인이 될 수밖에 없다.

그 다음 조치는 기를 내리는 일이다. 기를 내리는 일은 "혈액형의학의 체질이야기 제 2권"을 참조하라.

다. 당뇨병에 좋은 식약초

당뇨병에 좋은 식품이나 약초는 많다. 단 앞에서 설명한 원칙을 지키지 않고서는 좋은 효과를 기대하기란 쉽지 않다. 우연의 일치는 있을 수 있지만 그것을 기대하는 일은 어리석은 일이다. 즉, 원칙을 지키면 누구나 가능한 일을 원칙을 지키지 않고 기적이나 요행을 바라는 것은 지혜롭지 못하다는 뜻이다.

- 곡물 : 율무, 조, 밀, 옥수수, 쌀, 찹쌀, 수수, 콩
- 채소 : 호박, 호박씨, 동과, 동과잎, 우엉, 고구마잎, 고구마줄기, 시금치, 표고, 미역, 양파, 무우, 더덕, 당근, 왕귤
- 약초 : 여주, 과루, 천화분, 개망초, 메꽃(구구앙), 지황, 지황꽃, 현삼, 귀전우, 찔레뿌리, 갈근, 황백, 구기자, 구기

자근, 복령, 마, 천문동, 맥문동, 치자, 둥글레, 줄풀, 파초, 용규, 단삼, 참소리쟁이(양제근), 인삼, 상엽, 창출, 백간잠, 토사자, 황기, 편두, 지모 ※고구마 잎은 인슐린상이 들어있다.

라. 당뇨병은 없다.

매화탕

쌀로 뻥튀기를 하여 뻥튀기 1홉에 물 5홉을 넣고 끓여서 식전 식후에 1컵씩 복용한다. 냉성체질에 더욱 좋다.

두견주

쉽게 표현하면 진달래 꽃술이다. 옛 비전에 의하면 진달래꽃을 따서 말려 분말로 하여 식전 한 스푼씩 복용하면 당뇨병을 치료할 수 있다고 되어 있다. 진달래의 성분은 거담작용과 심혈관질환, 진해작용, 세균성 질환에 탁월한 효과가 있다. 이를 풀어보면, 당뇨병의 핵심인 혈액순환장애를 극복해 기혈의 순환을 촉진하는 것으로 보인다.

번데기

어떤 사람이 당뇨병에 걸렸다. 나이도 들고, 특별히 할 일도 없고 해서 당뇨에 번데기가 좋다는 이야기를 듣고 번데기를 수시로 복용할 수 있는 방법을 찾다가 아예 번데기 장사를 하기로 했다. 사실 약이라고 하면, 죽음을 앞둔 환자가 아니면 정확하게 먹어지질 않는다. 특별한 사람이 아니라면 약 먹는 습관은 누구나 대충이다. 한 두번 먹어서 낫는 약이거나 어떤 질병으로 삶의 의미를 잃어버리고 살다가, 이 약만 먹으면 낫는다는 확신을 얻기 전에는 어떤 사람도 약을 제대로 복용법을 어기지 않는 복용자는 없는 것 같다.

특히 돈이 많을 수록 권력이 높을 수록 의식주가 족한 사람일 수록 약 먹는 습관이 좋지 않다. 이러한 여러 정황이 번데기 장사를 하지 않으면 번데기를 매일 또는 자주 먹기가 쉽지 않다는 결론에 도달한 것 같다.

그 분은 번데기 장사 3년 만에 당뇨는 커녕 20년은 젊어 보였다. 환골탈퇴 한 셈이다. 목마르면 국물 마시고 심심하면 번데기 먹고 하다 보니 온종일 배고픈 줄도 모른다고 했다.

누에

누에를 분말하여 먹으면 당뇨에 효과가 있다는 소문은 이미 알고 있을 것이다. 누에가 집 지으려고 하기 직전 누에를 쩌서 말려 분말한 것이 누에 분말이다.

이미 상품화되어 누에를 기르는 지방에선 짭짤한 농가수입원이 되고 있단다.

뽕나무

뽕나무는 잎에서 뿌리까지 전체가 명약이다. 옛 의서에 의하면, 뽕나무를 상엽, 상지, 상백피, 상근백피 등으로 분류하고, 그 효과는 백병을 다스리는데 부속함이 없다고 기록되어 있다. 또 서리가 내렸는데도 떨어지지 않고, 뽕나무에 매달려 있는 잎을 따서 분말하여 환을 지어 복용하면 난치병에 효과가 좋다고 한다. 성분상으로는 종합영양제에 해당한다(비타민과 미네랄 다량 함유). 특히 5장을 두루 다스리는데 탁월하다. 그 외에도 당뇨병, 고혈압, 황달(간염), 폐기능, 신장기능에 두루 효과가 좋다.

백간잠

백간잠은 병든 누에다. 병든 누에를 말린 것이 백간잠인데, 백간잠을 절단하면 그 속이 아교처럼 반짝거리는데 이것이 진품이다. 백간잠은 중풍, 구금, 성병 질환 등에 매우 효과적이다. 특히 당뇨병에 명약으로 알려져 있다.

흑견우자와 함께 갈아서 얼굴에 바르면 피부미인이 될 수 있다.

둘째 잠을 잔 누에는 정력제로 쓰인다.

산돌배나무(秋子梨, 추자리)

돌배나무 뿌리와 껍질을 채취하여 차로 사용할 수가 있는데 당뇨에 특효가 있다. 필자가 사용해 온 단방약으로써 돌배나무 뿌리차로 백간잠 분말을 조석으로 한티스푼씩 복용하는데, 단 며칠만에 당뇨가 뿌리 채 뽑힌다. 단 이 처방을 사용할 시에는 복용 중에 저혈당이 일어나는 경우가 있으니 함부로 사용해서는 안되며, 혹 가까운 의사가 있으면(저혈당 발생 즉시 포도당 주사가 가능한) 사용 가능하다. 또 당황하지 않고 진한 설탕물을 마셔주면 된다. 그러나 당황하여, 사람 죽는 줄 알고 법석을 떨면 치료에 도움이 되지 않는다. 세상에는 제 아무리 좋은 약이라 할지라도 신중히 접근하고 주의사항을 잘 지키지 않으면 오히려 좋지 않은 결과가 나타날 수도 있다.

콩

콩은 영양식품이다. 질병에 활용하는 방법도 가지가지다.

당뇨병에 활용하는 방법으로는 식초콩이다. 당뇨환자는 항상 식초에 콩을 담가 놓는다. 그리고 밥상에 앉아서, 식사 바로 전에 콩을 한 스푼(15~20개 정도)을 건져서 씹지 말고 물로 삼킨다. 그리고 식사를 한다. 이 방법으로 꾸준히 실천하면 좋은 효과를 기대할 수 있다.

또 식전 식후 가리지 않고 환자나 건강한 사람이나 가리지 않고 건강을 지키는 비결로는 메주콩을 항상 지니고 다니면서 1일

3~4회 10알씩 씹지 말고 물로 복용한다. 그리고 혹 술을 마셨다거나 피곤했다거나 몸에 이상이 있다고 판단될 때에는 15~20알을 복용한다. 그럼 피로회복, 변비, 주독 등을 풀 수 있다.

  이 방법은 필자가 알고 지내는 천세욱 교수님의 개인비방이자 그 분의 건강관리 비결이다.

마. 당뇨로부터 자유를 찾는다.

  건강은 건강할 때 지키는 것이 최선이다. 또한 질병은 질병이 발생하기 전에 예방하는 것이 상책이며, 질병이 발생하면 즉시 처치하는 것이 차선이며, 질병을 참거나 인연이 없어 이 병원 저 병원 헤매다가 악화된 다음 치료코자 하는 일은 하책이다. 특히 당뇨는 5장 6부의 합병증이므로 항상 과로하지 않아야 하고 혹시 과로가 되었다면 즉시 피로를 풀어야 하며, 5장으로 질병이 전이되지 않도록 관리를 철저히 해야 한다.

처방 1. 피로회복에 5채탕

무우(중간정도) 1개, 무청 1개분, 당근 1개(보통), 우엉 1개(보통) 표고버섯 1개에 물 10ℓ 붓고 달여서 6ℓ가 되면 수시로 마신다.

처방 2. (냉성전용-가감 백호탕) - 상소(초기에 사용)

영지 20g, 지모 8g, 창출 8g, 인삼 4g, 죽여 3g, 감초 3g, 경미 半홉

열성체질방 - 가감 백호탕(상소-초기에 사용)

석고 20g, 지모 8g, 노회 4g, 죽여 3g, 문형 3g, 감초 3g, 흑미 半홉

위 약재를 구하여 꾸준히 정성을 다하여 복용한다.

처방 3. 가감 조위 승기탕(중소에 사용한다.)

대황 4전(16g), 망초 8g, 지실 4g, 후박 4g, 상근백피 4g, 두충 4g, 치자 4g, 창출 4g, 황련 4g, 밀몽화 4g

위 약재를 구하여 치료될 때까지 꾸준히 복용한다. 중소는 2년 이상된 당뇨병에 사용하는 처방이다.

> **처방 4. 가감 6미 지황원(하소에 사용한다.)**
>
> 숙지황 160g, 생건지황 160g, 산약 160g, 산수유 160g, 천화분 160g, 백복령 120g, 목단 120g, 택사 120g, 고수피 120g, 저근백피 120g, 우슬 120g, 차전자 120g

위 약재를 구하여 분말, 호환오자대로 환을 지어 식후 30환씩 복용하되, 냉성체질은 인삼차에 열성은 녹차에 복용한다.

> **처방 5.**
>
> 천문동 10g, 천화분 6g, 현삼 6g, 단삼 6g, 숙지황 6g, 생지황 6g, 맥문동 6g, 천문동 6g, 황국 4g, 황백 4g, 과루인 4g, 동과자 4g, 오미자 4g, 박하 4g, 건갈 4g, 백간잠 4g, 도인 3g, 승마 3g, 홍화(주초) 3g, 대황 3g, 망초 3g, 건강(초) 3g,

위 약재를 1첩으로 하고, 1일 복용량으로 하되 3회 분복한다. 완치 때까지 꾸준히 복용해야 한다.

특히 주의할 일은 부적성 음식을 피하고 과로를 삼가야 한다.

제3장
생명학적 새로운 발견

　이 장은 필자가 지금까지 어떻게 하면 질병이 치유되는지, 인체에서 질병이 발생하는 근본적 원인은 무엇이며 어디에 있는지, 어떻게 하면 누구나 건강하게 살 수 있는지를 찾고, 고민하고, 연구한 결과라고 해야 할 것이다. 여기서는 과학적, 화학적 분석이 아니고 생명학적 명상과 관조, 반응 등을 살펴서, 그 이치를 파악한 내용이다. 참고로 생명체는 분석하면 그 순간 생명이 사라져 버린다. 생명체는 화학적으로나 과학적으로 만들어지는 존재가 아니다. 환경조건에 의하여 발생되는 것이다.
　여기서 '생명학'이라고 하는 새로운 학문이 태동하게 된다. 생명학이란 생명체를 관찰하는 학문이다. 따라서 생명체가 어떤 물질로 구성되어 있는가 하는 문제는 과학적 화학적으로 분석이 가능하다. 하지만 생명 그 자체는 분석이 불가능하다. 왜냐면 분석하는 순간 생명은 사라져 버리고 없기 때문이다. 이러한 관점에서 이 장을 읽고 이해해야 할 것이다.
　또한 생명은 밤과 낮, 계절, 하늘의 별과 달, 태양 그 외의 행성과 은하계, 초은하계까지와도 인연의 끈이 연결되어 있다는 사실에 대하여 어느 한 순간도 잊어서는 안된다. 이를 두고 "인명은 재천이다"라고 하는 것이다.

또한 인체는 근본적으로 각 기관이 존재해야 하지만, 각 기관끼리의 시스템과 작용이 중요하다. 사람들은 이 작용의 결과에 의하여 건강과 비건강이 분리되기 때문이다. 사실 병원 진단상 아무런 하자가 없음에도 일상생활이 불가능한 환자가 있는가 하면, 많은 이상이 있음에도 불구하고 아무런 지장 없이 일상의 일과를 수행하는 사람들도 있다. 이를 두고 옛 의서에서는 이렇게 말한다. "5장에서 병원을 찾지 못하면 삼초를 살펴라." 이 말은 곧 5장 6부가 조화하고 있는지, 또는 5장의 부조화로 이상이 발생했는지를 살펴보라는 뜻이다.

또 하나 여기서 짚고 넘어가야 할 문제점이 있다. '과학적'이라는 문제다. 과학이란 화학적 분석만을 과학적이라고 생각하는 사람들이 많다.

하지만 과학이란 재현(복제, 복사) 가능하다면 모두 과학이다.

즉. 어떤 치료법을 개발하여, 여러 사람들이 그 치료법을 사용, 같은 결과가 나타나면 과학인 것이다.

실제로 한의학에서는 이러한 결과가 매우 빈약했다. 똑같은 교재로 똑같은 선생에게서 수학하고도, 치료결과가 제각각이다.

하지만 필자가 개발한 혈액형의학의 공식이나, 이 장에서 밝힐 새로운 발견들은 어느 누가 활용해도 결과는 하나로 건강을 찾는다는 명실상부의 이론임을 강조하고 싶다.

1. 인체에 체질이 있다.

인간도 자동차처럼 에너지적 다름이 있다.

자동차 ┤ 휘발유 전용엔진의 자동차
       │ 경유전용의 자동차
       └ 가스전용의 자동차가 있듯이

사람 ┤ 밀가루(빵) 주식(主食)의 열성체질
     └ 쌀(밥) 주식의 냉성체질이 있다.

여기서 자동차는 사람의 기술로 만들어 낸 공산품이며 기계이기 때문에 사람이 임의로 만들며, 에너지 또한 미리 결정하고, 그 결정된 전용엔진을 부착한다.

문제는 사람이다. 사람도 분명히 사람이 만든다. 하지만 임의로 만들 수 없고, 사람은 물질이 아니고 생명체다. 즉, 임의로 만들 수 없으므로 어떤 에너지가 필요한지를 모른다. 만약 이 문제를 풀어낸다면 그것이 곧 의학의 기초가 될 것이다. 동서고금의 의학자들(신농씨, 황제, 히포크라테스, 이시진, 허준, 이제마 등)이 각고의 연구를 거듭했지만 '철옹성'이었다. 이 난공불락의 철옹성을 최초로 정복한 이론이 '혈액형의학'이다.

혈액형 A형과 B형은 혈액응고 지향형으로 '냉성체질'이라 하고 혈액형 O형과 AB형은 혈액용혈 지향형으로 '열성체질'이라 한다.

따라서 냉성체질은 선천적으로 심장과 신장이 약한 반면, 폐와 간이 강한 편이고, 적성에너지로는 용혈성 식품이다.

열성체질은 선천적으로 폐와 간이 약한 반면, 신장과 심장이 강한 편이고 적성에너지로는 응혈성식품이다. 여기까지는 동양인 체질의 특성이다.

참고로 서양인 체질의 특성은 심장과 폐가 약하고 신장과 간이 강하다.

2. 음식에도 성질특성이 있다.

음식물이나 약초 등은 분류하는 공식이 있다.
① 종 : 보리, 밀, 메밀, 쌀, 조, 수수, 소, 개, 돼지, 닭, 오리 등
② 기(氣) : 기는 성질이다. 뜨겁고, 차갑고, 평이함이다.
　　뜨거운 것-인삼, 꿀, 노루, 사슴, 염소 등
　　차가운 것-개, 오리, 가물치, 알로에, 녹차 등
　　평이한 것-닭, 조, 수수, 무우, 배추, 옥수수 등
③ 색 : 적색, 황색, 백색, 흑색, 청색, 자색
④ 향 : 단내, 비린내, 썩은내, 구린내, 매운내, 노린내
⑤ 미 : 단맛, 쓴맛, 매운맛, 신맛, 짠맛, 떫은맛
⑥ 성분(영양) : 수분, 지방, 단백질, 탄수화물, 비타민, 미네랄

여기서 반드시 지켜야 할 원칙이 있다. 그것은 음식의 기성(氣性)이다. 기성을 가리지 않으면 곧 질병이 된다. 즉, 최고의 문명을 자랑하는 지금 "질병은 많고 의술은 없다"라고 할 수 있는 문제점이 곧 이것이다. 따지지 않아도 될 영양학을 근본으로 내세우고, 따져야 할 기성은 아예 취급도 하지 않는다.

그 실상은, 과학적 기술이 기성을 분류할 만한 능력이 아직은 없다. 따라서 옛 의서나, 임상 또는 경험에 의존할 수 밖에 없는 실정이다.

예를 든다면 열성체질이 열성음식을 먹게 되면 질병이 발생한다. 즉, 독이 되는 셈이다. 냉성체질이 냉성음식을 먹게 되면 질병이 발생한다. 이 역시 독작용이 일어나기 때문이다. 요즈음 병원에선 희귀병이 유행인데, 그중 하나가 녹차병이다. 녹차를 언론매체에서 만병통치약처럼 선전하니까 너도 나도 녹차를 마셔댄다. 특히 동양에는 60~70%가 냉성체질인데 냉성을 지닌 녹차

를 열심히 마시니 녹차병이 발생 할 수 밖에 없는 것이다.
이것이 음식물의 기성이다.

3. 동서양의 위치

지구상에서 언제부터인가 동양과 서양을 구분하고 지구의 지도를 그릴때 위도와 경도를 표시하게 되었다. 즉, 위도는 적도를 0으로 하고 북으로 90° 남으로 90°이며 경도는 영국의 그리니치 천문대를 0으로 하고 좌우 90°를 서양으로 하고 나머지를 동양으로 해야 하는데, 즉, 그리니치 천문대 기준 좌우 90°를 0°와 180°로 해야 하는데, 영국에서 동으로 40°선과 서쪽으로 180°선을 서양으로 하고, 180°선상에 날짜 변경선을 두었다. 이는 지극히 인위적 결정 방식이다.

자연적·지구 환경적 특성을 살려 동서양을 구분한다면 앞의 내용처럼 영국기준 좌우 90°를 서양으로 해야 옳다.

이를 증거할 원리로는

① 영국을 기준 동으로 90°지점인, 인도에서부터 서쪽으로 180°선까지에 살고 있는 사람들의 코가 크다(지구환경적 영향이다.)
② 인도에서부터 서양인들은 밀을 주식으로 하고, 쌀은 먹어도 점액질이 적은 쌀을 먹으며, 동양에서는 제일 비싼 찹쌀이, 서양에서는 제일 싼 식품이다.
③ 서양인은 열성체질이 많은 관계로 인삼을 터부시하고, 특히 산삼은 독초로 취급하며, 녹용, 녹각은 아예 취급도 하지 않았으며 꿀 값은 설탕 값 보다 싸다.

④ 서양은 사람을 비롯한 동식물이 같은 종이라 할지라도 모두 크고, 동양은 적다.
⑤ 최근 남북아메리카 원주민을 상대로 DNA 검사결과가 모두 몽골인으로 판명되었다(지구 판운동이 되기전 동양땅이며 동양인이 살았다는 증거다).

4. 인체와 기후관계

인간은 환경의 지배를 받는다고 선철들이 갈파했다. 특히 환경 중에서도 여기서는 기후환경과의 관계를 규명해 보고자 한다.

날씨가 쾌청하면 기분(느낌)이 좋아진다.
기온이 높으면 몸이 늘어지고
기온이 낮으면 몸이 움추러 든다.
습도가 높으면 몸이 무겁고
습도가 낮으면 몸이 가볍다.
구름이 끼면 마음이 어둡고
비가 오면 추억을 더듬는다.
바람은 마음을 흔들고
눈은 마음을 뜨게 만든다.

이러한 기후가 계절에 따라서 인체가 받는 영향력이나 기분이 변한다.

또 남녀노소에 따라서 느낌이 다르게 나타난다.

예를 들면 최저와 최고의 온도차가 많은 지역의 인체체형이 크고 반대로 적은 지역의 인체체형이 적게 나타난다. 또 동양인 보다는 서양인의 체형이 더욱 크고 동양인에게는 냉성체질인 A

형과 B형이 많고 서양인에게는 열성체질인 O형과 AB형이 많다. 따라서 기온편차가 동양보다 서양에서 더욱 크다는 결론에 도달하게 된다.

　인체가 직접 느끼는 기후로는 습도가 높고 궂은 날씨 일때의 인체의 반응이다. 즉, 대기의 압력이 약해지므로 하여 인체는 늘어나고 커진 모공에 수분 알갱이가 들어가 피부호흡이 막혀서 통증이 일어나는데 이는 우리가 물 속에 들어가 장시간 있으면 답답해지는 이치와 같다. 따라서 이때 노인이나 건강하지 못한 사람들은 일면 날궂이병(신경통)이 발생하는데 반대로 건강한 사람 또는 젊은 사람들은 강하게 성욕을 느끼거나 성욕이 증가하게 된다. 이는 그 원인이 기후 환경 즉, 대기의 변화에 의하여 생체가 위기의식(평상시와 다르므로)을 느껴서 나타나는 반응현상이다.

　또 하나의 기현상은 1년 중 사망률이 4월에 가장 높다는 현실이다. 다시 말하면 추운 한 겨울이나 숙살지기가 내리는 가을에 사망률이 높지 않고 따뜻한 봄날에 많은 사람들의 생명을 거두어 가는가? 하는 사실이다. 이는 봄에 부는 영등바람(靈登) 때문이다. 이 바람은 잠자는 영혼을 깨운다는 뜻이 있는데 이보다 잠자는 영혼을 깨우되 생명력이 약한 영혼을 거둔다는 뜻이 포함된다. 즉, 농민이 가을엔 수확을 하여 풀무질로 알곡을 선택하지만 이때는 빈알갱이도 있다.

　하지만 봄에 파종을 위해서는 종자를 소금물에 담가 건실한 종자만을 선택하는 이치와 같다. 이를 두고 우주는 생명을 낳고 기르지만 거두어 가기도 한다는 우주철학을 실현한 셈이다. 그래서 서양에서는 4월은 잔인한 달이라고도 말하고 있다. 여기서 4계절에 대한 인체와 심리변화를 살펴보면 봄에는 마음은 흥분되고 들뜨는데 반하여 몸은 슬퍼하여 눈물이 많이 흐른다.

여름에는 몸은 가벼우나 늘어지고 마음은 귀찮고 조급(불안)해진다.

가을에는 몸은 활기차고 마음은 쓸쓸해지며 고향생각이 난다.

겨울에는 몸은 움츠려들고 마음은 굳건해진다.

5. 지구에는 2개의 달력(캘린더)이 필요하다.

지구에는 적도를 기준으로 북반구와 남반구간 정반대의 현상이 나타난다.

지금 우리가 사용하고 있는 캘린더라고 하는 달력(통상 사용하는 용어)은 일력(양력-태양력)이다. 일력의 기준은 태양이다. 흔히 24절기라고 하는 계절관계는 태양력으로 함이 옳다.

참고로 사주철학이 자연과학이므로 이 역시 양력으로 계산함이 원리적으로 맞다.

그럼 월력(달력-태음력)은 무엇인가? 월력은 달을 기준한 기록이다.

달력의 의미는 무엇인가? 달력의 의미는 농경사회에서의 일기예보격이다.

즉, 조금치와 그믐치라는 것이 있다. 조금치는 음력으로 매월 7일과 23일이다. 그믐치라고 하는 것은 음력 매월 말일과 15일이다. 조금치는 해수면이 가장 높음으로 육지에 습도가 높아져서 비올 확률이 높아진 때를 말한다. 그믐치도 같은 이치다. 그래서 옛 어른들은 한 달에 비가 4번 정도 와주면 풍년이 든다고 하였다.

다음은 지구 북반구와 남반구의 계절이다. 즉, 북반구에 겨울이 오면 남반구에는 여름이다. 즉, 하지라고 하는 것은 낮의 길이가 년중 가장 길고, 대신 밤의 길이는 가장 짧다고 하였다. 그런데 남반구에서는 어떠한가?

　다시 말하면 북반구가 하지일이면 남반구는 동지일이다. 이러함에도 불구하고 북반구와 남반구에서 같은 달력을 쓴다는 것은 이치상 맞지 않는 일이다.

6. 宇宙순환 원리

　천자문에 宇宙는 넓고 거칠다고 했다. 이 우주를 현대과학에서 밝히기를 지구가 속해 있는 태양계와, 태양계와 같은 우주가 모인 세계를 은하계, 은하계와 같은 우주가 모인 세계를 은하군 또는 은하단, 은하군과 같은 우주가 모인 세계를 초은하단, 초은하단과 같은 우주가 모인 세계를 국부초은하단이라 한다. 이국부초은하단의 지름은 약 4억광년이나 되는데 온전한 우주의 지름은 약 100억 광년으로 보고 있으니 과연 그 크기를 상상이나 하겠는가?

　이 100억광년의 우주를 축소한 축소판이 인체라면 믿겠는가? 이것이 우주의 신비다.

　여기서는 인체 즉, 소우주가 느끼는 우주의 순환원리를 밝힌다.

　인간은 환경의 지배를 받는다고 했다. 그 지배의 영역이 태양계다. 즉, 태양과 지구와 달과의 관계에서 그 영향을 받으며 인간이 살고 있는 것이다.

　이 관계식이 24절기이다. 24절기는 초과학적으로 지구의 대기를 측정, 수축 팽창하는 변화를 말한다. 그리고 3천세계라 함은 지구 자체가 1자전함으로써 변화하는 하루를 말하고 이를 1천세계라 한다. 그리고 3천세계는 지구가 태양을 한 바퀴 돌아 1년의 변화를 갖는 것을 말한다.

　2천(二天)세계는 한 달(달이 한 달을 두고 변화하는 현상)을 말한다.

단 중요한 이론적 문제는 인간도 하나의 세계이며 우주의 출발점이자 끝점이라는 사실이다.

여기서 본론인 우주의 순환원리를 기술하면 천부경에서 밝힌 七八九運三四成環의 뜻을 의미한다. 그럼 24절기를 설명하고 이를 이해하기 위한 도표를 만들어 본다.

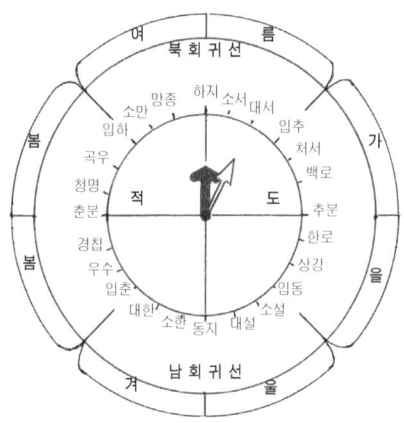

1년 4계절 24절기표

※ ― 적도
　│ 지구자오선

지구의 대기(대기권역)가 최대한 수축된 상태를 동지(冬至)라 하고 양력으로 12월 22일이며 반대로 지구의 대기가 최대한 팽창한 때를 하지(夏至)라 하고 양력으로 6월 21일이며 대기가 팽창하는 과정에서의 중간지점을 춘분(春分), 수축하는 과정에서의 중간지점을 추분(秋分)이라 하여 이를 二分二支라 한다. 이것이 四季節이다. 또 최대수축상태에서 팽창의 시작을 입춘(立春)이라 하고 최대팽창상태에서 수축의 시작을 입추(立秋)라 하며 지열이 반사되기 시작하는 때를 입하(入夏)라 하고 지열의 반사가 끝나는 때를 입동(立冬)이라 하여 이를 四季의 머리라 한다. 이를 기준으로 하여 우수・경칩(雨水・驚蟄), 청명・곡우(淸明・穀雨), 소만・망종(小滿・芒種), 소서・대서(小暑・大暑), 처서・백로(處暑・白露), 한로・상강(寒露・霜降), 소설・대설(小雪・大雪), 소한・대한(小寒・大寒)으로 24절기를 성립한다.

따라서 옛날 농업위주의 생활에서는 이 절기가 농사의 지표가 되었다. 즉, 우수・경칩은 대동강물이 풀리며 겨울잠 자던 개구리가 놀라 깨어난다고 하며, 땅이 겨우내 얼었다가 이때 풀리므로 논갈이 밭갈이를 시작하였다.

청명・곡우는 씨를 뿌리고 모를 길러내는 시기요, 봄이 끝나고 봄꽃도 사라지고 이제 신록이 우거지며 농민들이 눈코 뜰 새 없이 바쁘게 돌아간다. 그래서 이때를 "봄날은 간다"라고 표현했다. 소만망종은 밭에 직파를 하고 기른 모를 이식한다. 소서・대서에는 밭작물, 논작물이 최고로 성장 분열하는 시기로 농민들은 곡식 가꾸기에 여념이 없다.

그리고 이때는 연중 최고의 더위가 몰아치는 삼복이 엎드려 있어 아차하면 건강을 잃을 염려가 있으므로 몸보신을 하고 물놀이 등 휴양에 힘쓴다. 처서・백로에는 이제 더위가 가고 흰 이슬이 내려 지열이 없어졌음을 의미한다. 이제부터는 늘어졌던 몸도 다시 추슬러 가을을 준비한다. 즉, 천고마비의 계절이 온 것이다. 사람마다 식욕이 일어나고 봄은 여자의 계절이듯 가을은 남자의 계절이 된다. 이를 두고 재미있는 일화가 있다. 봄 여자는 돌맹이도 집어넣고 가을 남자는 철판도 뚫는다고 하는데 이는 성적 특성을 비유한 말이다. 즉, 봄의 여체는 만물생성지기를 받아 씨를 심어 길러야 한다는 본능이 작용하여 성욕이 급강해지고 가을 남근은 만물숙살지기를 받아 위기를 느끼므로 종족을 남겨야겠다는 본능이 작용하여 성욕이 급강해 짐을 뜻한다. 한로·상강에는 팔월 중추절이 있다. 햇곡으로 천지신명께 제사를 모시고 들녘에는 황금물결이 넘쳐 가을걷이를 하게 된다. 소설·대설에는 여기저기서 자식을 결혼시키느라 선보러 다니는 행렬들이 자주 보인다. 바쁘다 바빠!

추수 마무리도 해야 하고 내년 여름 곡식 파종도 해야 하고 선도 봐야 하고 결혼날짜도 받아야 하고 시제도 모셔야 하고 이때 부엌의 부지깽이도 한 몫 한다는 시기이다. 이때가 지나면 농민들로서는 년중 가장 한가한 소한·대한이다.

소한·대한 때 나가는 놈은 제사도 없다는 말이 있다. 가장 혹독한 추위가 몰아친다. 이때는 가족, 친척, 이웃 간에 유대를 강화하기 위하여 정을 나누는 기간이다. 그간 빌려 먹은 장리쌀도 갚아야 하고 남은 곡식을 판매도 하고 새해를 맞이하는 준비로 나름대로 바쁘다.

이것이 절기를 따라서 행동하는 인간의 생활구조 였다.

7. 삼초(三焦)의 실체

三焦의 現代解剖學的 定意

1. 도면
2. 三焦의 定意
3. 天地의 상징
4. 三焦의 中心인 橫隔膜
5. 橫隔膜과 애역 그리고 滯症

가. 도면

삼초(三焦)

- 上焦 : 하늘기운이 흐르는 곳으로 폐(공기)와 심장(태양)의 활동무대가 된다.
- 中焦 : 땅기운이 흐르는 곳으로 초목(간)과 흙(비장)이 있고 5장의 뿌리가 땅에 근거하고 있으므로 5부가 중초에 있다.
- 下焦 : 바다기운이 흐르는 곳으로 신장(물)의 활동무대가 된다.

도면 1 신체횡단면 3焦(흉막, 복막, 후복막)

* 제반 생명체는 천지(지구)를 벗어나 존재할 수 없다. 여기서 天(하늘)이라함은 日月의 빛과 대기권내의 공기, 바람, 구름, 비 등의 조화가 일어나고 있는 地上부위를 일컫는다. 天地는 곧 음양인 바 본 도면은 전신을 우주로 상징할 때 머리부분은 하늘을, 몸통은 땅을 상징한 도면이고 앞도면(도면1)은 몸통만을 놓고 천지구분을 할 경우의 도면이다.

도면 1

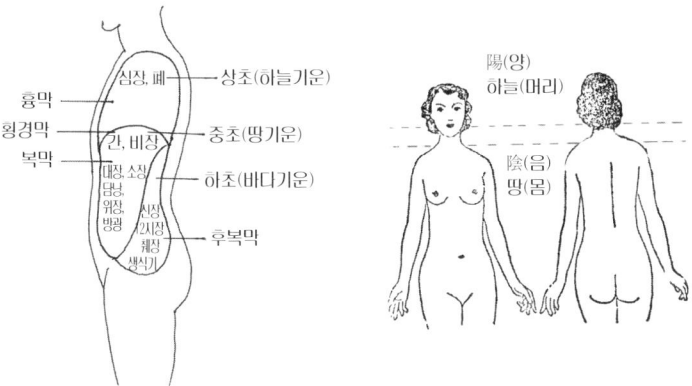

나. 三焦의 定義

① 只今까지의 韓醫學的 三焦

일반적으로 三焦라 함은 상초, 중초, 하초를 일컬음이다. 상초는 염통에서부터 머리까지이고 중초는 염통에서부터 콩팥까지며 하초는 콩팥에서부터 발까지를 말한다.

또 일설에는 심장 위를 상초, 아래를 중초, 방광 아래를 하초라 한다. 그리고 그 기능은 소화와 배설을 맡는다. 또 일설에 三焦는 에너지를 태우는 역할을 한다고 전한다. 이처럼 지금까지 삼초의 기능과 부위는 분명치 않음으로 하여 5장 6부의 기능과 부위를 현실적(해부학적)으로나 과학적으로 설명하기 어려운 점들이 결국 한의학 전체를 미신시(迷信視)하거나 비과학시 하면서 한의학자들은 천대를 감수해야만 했다.

② 形而下學的 三焦

필자가 연구한 형이하학적 三焦(도면1)는 몸통 안에서의 흉막 복막 후복막을 가리킨다. 옛 의서에 이르기를 "5장에서 질병의 원인을 찾지 못하거든 삼초를 살피라." 하였는 바 이는 각 장기에서 질병의 원인이 없을 때는 조화(장기간의 교류 : 상생상극 관계)의 과정에서 그 원인이 발생 할 수 있다는 이야기가 된다.

재론하면 흉막에서는 폐와 심장이 조화를 이루고 복막에서는 비장과 간장이 조화를 이루고 후복막에서는 신장이 혈액정화와 체온조절을 담당하고 있다.

좀 더 구체적 표현을 한다면 상초에 속하는 흉막이 있다. 이 속에 폐와 심장이 있는데 폐에서 생산되는 산소가 심장의 맑은 피를 전신으로 보내는 역할을 한다. 말을 바꾸면 심장이 폐에서 생산한 산소를 끌어다가 그 산소를 이용하여 깨끗한 피를 전신으로 보낸다. 이를 동양학적으로 火克金이라 한다.

화극금이라 함은 금은 화의 財로써 화의 이용물이 된다. 반대로 화는 금의 官으로 금을 다스릴 수 있고, 금은 화의 명령이나 다스림을 받아야만 한다.

다음 중초에 속하는 복막이 있다. 복막에는 비장과 간장이 있으며 지기를 흡수 소화하는데 그 목적이 있다고 보겠다. 또한 복막은 삼초의 중심이자 지표에 속하기도 한다. 지기의 흡수기관은 비위장이지만 이를 관리하는 기관은 간담이다.

다음 하초에 속하는 후복막이 있다. 후복막 속에는 신장(콩팥)이 있다. 신장은 5행중 水에 해당하고 수는 5행의 근본이 된다. 힘의 원천인 혈액은 이곳 신장이 관리한다. 이처럼 3초에 각 5장이 그룹으로 분리되어 있고 양 장기(陽 臟器)에 해당하는 5부는 지표에 그 뿌리를 두고 있음으로 하여 중초인 복막 안에 위, 소장, 담, 대장, 방광을 두고 있다.

다음으로 이러한 삼초기능을 이합집산하고 조절 조화시키며 지기와 천기의 입출(入出)을 조절 통제하는 삼초기능의 절충지대가 횡격막이다. 횡격막이 긴장하면 음식의 유통이 원활하지 않고 이완하면 호흡곤란이 온다.

③ 天地의 상징

人體를 小宇宙라고 표현하는 법은 동서양이 같다. 서양에서도 인체를 마이크로코즘(Microcosm)이라 생각하고 표현하기 때문이다. 따라서 人體를 우주와 비유해 본다면 (도면)과 같다. 머리 부위는 하늘을 상징하고 몸은 땅을 상징한다. 따라서 머리 부위에는 시각, 청각, 후각, 미각이 있고 몸 전체에 촉각이 있다. 이들 5각은 말초세포의 작용에 의하고 생각(사고)은 혈액작용에 의한다. 때문에 인체를 우주에 비교할 때는 머리 부위를 하늘(天)이라

하고 능동적이며, 몸통 부위를 땅(地)이라 하고 수동적이다. 음양으로 분류할 때도 하늘은 양이라 하고 땅은 음이라고 하는데 다시 몸통 부위만 가지고 논할 때는 또다시 음양이 분류되기 때문에 즉, 음 중 양은 음과 같은 실체(형상)가 존재한다는 점이 다르다. 이것이 곧 쉬운 예로 상초에 해당하는 흉막이다. (도면)에서처럼 목 부위는 하늘(머리)과 땅(몸통)을 연결 해 주는 없어서는 안되는 절대 통로가 된다. 이에 인체의 질병 대부분이 목 부위에서 예방과 치료가 가능하다는 결론이 나온다. 체내에 존재하고 있는 명력의 능력만큼 생산이 된다. 따라서 실제 수요보다 효소의 생산이 훨씬 미치지 못한다면 그 차이를 식품이나 약으로 메꿀 수밖에 없다. 체내효소의 생산은 현실생체의 운영을 좌우하기 때문이다. 따라서 생체가 어떤 질병을 앓게 되면 치료를 위하여 항물질(약)을 생체가 스스로 만들어 낸다. 이 항물질 또한 촉매효소에 의하여 만들어진다.

④ 三焦의 中心의 橫隔膜

'횡격막'하면 우선 현대의학적으로 호흡작용을 돕는다고 되어 있다. 수축하면 흉강이 넓어져 흡기능을, 이완하면 호기능을 한다.

그러나 필자가 연구한 횡격막의 또 다른 주요 기능을 식도개폐기능과 막강보호기능과 체온보호기능이 있다.

위의 기능들은 거의 동시에 이루어지는데 우선 몸에 냉기를 받게 되면 횡격막이 수축 또는 경련을 일으킨다. 이때 발생되는 질환이 체증(동양사람에게만 있음)과 딸꾹질이 난다. 또 중요한 기능은 힘의 운용력인데 3초가 약하면 힘을 쓸 수 없다. 예를 들면 씨름선수나 역도선수 기타 운동선수나 노동자가 힘을 욕심으로 무리하게 사용하든지 아니면 어떤 충격을 받을 때 담결림이 있게 되는데 이는 막강에 균열이 일어났기 때문이다. 삼초의 열은 역시 체온을 담당하는 신장의 영역이 되는데 신장에 열을 가해 주면 담결림은 곧 풀어진다.

횡격막은 <참고도면 1>의 보기에서처럼 지표에 해당 되므로 체온저하(냉기, 한기, 경기)를 받게 되면 곧 여러 가지 생체기능을 마비시킨다. 재론하면 얼어붙은 땅에서는 동식물의 활동이 제약을 받는 것과 같다. 동물은 그 활동이 둔화되고 지극히 제한되며 식물 또한 발아와 성장을 할 수가 없음과 똑같다.

⑤ 橫隔膜과 애역 그리고 滯症

횡격막에 관한 재미있는 이야기는 체증이다. 오늘날 의학의 일선을 담당하고 있는 의학이 서양의학이다. 그러고 보니 병증이나 병명 또는 치료 기술이나 치료약제 등도 완전 서양식이다. 따라서 동양사람에게 많은 滯症이 서양사람에겐 없음으로 하여 현대의학적으로 체증이라는 병명이 없다. 동양의학에서는 체증과 소화불량이 구분되어 있는데 이것만은 나누기를 좋아하는 서양의학에서도 소화불량증으로만 표시하고 있다.

그 이유는 무엇인가? 우선 서양의학에 병명이 없는 것으로 보아 병증이 없다. 서양사람에게 병증이 없는 이유는 확실하지 않으나 시양사람들의 식습관이 천천히 즐기므로(동양사람은 배고픔을 메꾸기 위하여 밀어 넣는다 : 급식) 체하는 일이 거의 없고 또 필자의 연구과정에서 나타난 체질 중 서양사람은 열성체질이 대부분으로 동양사람도 열성체질은 체하는 법이 극히 적다. 또 체증은 횡격막이 냉습이나 경련을 일으킴으로 하여 발생하는데 동양사람들에게 냉성체질이 많으므로 소화불량증과 다른 체증이 있는 것이다.

애역은 동서양 사람들이 같다. 그러나 역시 동양사람에게 애역도 많은 것이 사실이다. 애역은 횡격막 경련에서 일어난다. 애역은 딸꾹질이다.

8. 질병의 전이공식

> 질병의 轉移에 관하여

　무한 광활한 우주에도 빈틈없는 질서가 존재하듯 인체에도 질서가 존재한다. 인체에 질병이 침입할 때도 역시 질서에 의하여 질병체가 움직인다. 이를 질병의 전이라고 하고 이 전이가 공식으로 이루어짐을 발견하게 되었다.
　예를 든다면 냉성체질의 경우 최초의 질병발생 기관은 신장계기관이다. 신장계기관(신기관)에 질병이 발생하였을 때 이를 치료하지 않거나 못하게 되면 심장계기관(심기관)으로 전이한다. 여기서도 치료를 않거나 못하게 되면 폐기능계기관(폐기관)으로 전이하고 심기관이 약해진 상태에서는 소화기관에 이상이 일어난다. 다음에는 간기능계기관(간기관)으로 전이한다. 이때도 간기관이 약해진 상태에서는 소화기관에 이상이 발생한다. 여기서 다시 전이되는 것은 비장기능계기관이다. 비기관 이상은 다시 신기관으로 전이하게 되는데 이때를 질병이 오장을 1순했다 하고 맥박은 1호흡에 4→3→2→로 나타나게 된다.
　즉, 냉성체질맥이 열성성체질에서 나타나는 상황으로 변하게 되는 것이다.
　이와 반대되는 열성체질의 질병전이 공식은 출발점이 폐기능계기관에서부터 시작한다. 폐기관에서 질병을 치료하지 않거나 못하면 간기능계로 전이한다. 간기관에서는 다시 비장기능계로 전이하고 이때 소화기관에도 이상이 발생한다.
　여기서도 치료가 되지 못하면 다시 신장기능계기관으로 질병이 전이되고 신기관에서는 다시 심장기능계기관으로 전이한다.
　심기관에서는 다시 폐기관으로 전이하고 이때의 환자의 맥은

1호흡에 4→5→6으로 나타난다. 이는 열성체질에서 냉성체질맥이 나타나는 현상이다.

　질병전이라는 관점에서는 이 범위를 벗어날 수 없지만 인체의 상황이나 생활상의 상황에서 죽음이나 암 또는 어느 한 기관에서 난치병이 발생할 수 있다.

　예를 들어, 냉성체질의 소유자가 신장기능기관에서 질병이 발생하여 다른 장기관으로 질병이 전이되지 않고 신장적출을 해야 한다거나 심장기관으로 전이된 다음 심장마비나 기타 심장병으로 죽을 수도 있는데 이는 질병이 발생하거나 전이된 시점에서 과로하거나 부적성섭생으로 활력을 잃어버리거나 상심(傷心)함으로써 충격을 받았을 경우에 나타날 수 있는 형태이다. 여기서도 증상에 대하여 환자 자신이 질병을 느끼는 사람과 전혀 느끼지 못하는 경우가 존재한다.

　자각증상이란 사람이 자신의 몸에서 이상기운을 감지하는 현상인데 이 현상에는 통증, 열감, 냉감, 답답증, 저림, 압박감, 땡김, 기타 신체에서 나는 소리를 스스로 듣는 것 등 여러 가지가 있다.

　또, 전이에 대한 실례는 대장암 다음에 간암이 되는 것은 폐기관에서 간으로 전이하는 현상이다. 또 유방암에서 폐암이나 간암으로 전이라는 것도 같은 현상으로 유방에서 폐로 갈 때는 자체기관전이로 보고 있다.

　여기서 기관을 기능계별로 정리해 보면 다음과 같다.

　기타 타박이나 외상에 의한 질환은 별도로 하고 졸도, 마취 등 의식을 잃을 경우는 심장과 신장기능에서 합병증이 발생하게 되는 예가 많다.

　기타 신경성이라는 질병 역시 심, 신장의 기능약화에서 출발된다. 심장이 튼튼한 상태에서는 신경성질환을 일으키지 않는다.

> 폐기관기능계 : 코, 인후, 기관지, 폐, 유방, 대장, 항문, 피부, 임파선
> 심장기관기능계 : 혀, 심장, 혈관, 소장, 마음, 흉선, 삼초, 갑상선
> 간기관기능계 : 눈, 간 쓸개, 12지장, 췌장, 근육, 인대, 사지
> 비장기관기능계 : 입, 식도, 위, 비장
> 신장기관기능계 : 귀, 신장, 부신, 요도, 방광, 생식기, 골수, 혈액
>
> **질병전이공식**
>
> 열성체질(O형, AB형) : 폐→간→비장→신장→심장→폐
> 냉성체질(A형, B형) : 신장→심장→폐→간→비장→신장

9. 인체의 호흡기전

인체는 天地의 화물로서 하늘의 기운을 코(폐 97%)와 피부(2%)와 장(1%)으로 흡수하고, 땅의 기운은 식사로서 흡수하여 생명을 유지 보존한다.

인체는 하늘과 땅의 화물(化物)로서 천지의 기운을 흡수하여 생명을 유지한다. 다시 말하면 하늘의 기운은 호흡으로 흡수하고 땅의 기운은 식사로서 흡수한다.

먼저 호흡에 대하여 살펴보자. 인체가 호흡하는 기능은 일반적으로 폐호흡과 피부호흡으로 알고 있으나 장호흡이 하나 더 있다. 이 세 가지 호흡은 생명을 유지보존 하는데 절대적 역할을 하고 있다. 즉. 폐호흡은 동맥순환의 주체이며 피부호흡은 정맥순환의 주체이다. 그리고 장호흡은 식사에서 얻은 영양대사의 주체가 된다.

호흡의 질량으로 계산하면 폐호흡이 97%, 피부호흡이 2%, 장호흡이 1%이다.

하지만 생명을 살리고 죽이는 힘은 각기 1:1:1이 된다. 다시 말하면 인체가 호흡을 통하여 얻은 산소(天氣:인체순환에너지)는

동맥순환에 97%가 소모되고, 정맥순환에는 2%가, 영양대사에는 1%가 소모된다는 의미다. 그래서 99%의 호흡이 원활하고 1%의 장호흡이 안될 때 인체의 생명은 어떻게 되는가? 라고 물었을 때 인체는 죽는다 이다. 단 폐호흡 중(97%) 50%가 안된다면 역시 사람은 죽는다. 그래서 피부의 30%가 화상으로 피부호흡이 안될 때 사람은 죽는 것이다.

이처럼 기능에 따라서 효용의 값이 다르다. 앞에서 설명 했듯이 피부호흡이 막힌다는 것은 탕화상이나 짙은 화장이나 알러지 반응이 심할 때이고 장호흡은 체했을 때 막힘이 일어난다. 즉, 급체로 인하여 사람이 죽었다는 것은 장호흡이 막힌 때문이다. 폐호흡량이 줄어드는 대표적인 예는 진폐증, 폐기종, 폐수종, 기타 결핵이나 암 등으로 인한다. 또 심장기능의 약화로도 일어난다. 이러한 제반 증상이 천기흡입을 막는 일들이다. 인체는 동맥순환에 장애가 일어나면 곧바로 정맥순환에 장애가 전달되며 다시 영양대사에도 장애가 일어난다. 이는 어느 곳에서 장애가 일어나도 같은 전이 결과를 초래한다.

예를 들면 A라는 사람이 급체를 했을 경우 장호흡이 막힘으로 하여 동맥순환이 중단되고 동시에 정맥순환이 중단되어 생명이 사라진다.

또 B라는 사람이 화상을 40%(체표면적) 정도 입었을 경우 정도(화상의 깊이)에 따라 다르지만 약 2주일 정도의 생명유지가 가능하다.

그러나 차츰 동맥순환이 정지되면서 동시에 영양대사 활동이 정지 되어 생명이 사라진다. 다음에 C라는 사람이 기도가 막혀 폐호흡이 중단되면 역시 동맥순환이 막히고 곧이어 정맥순환, 영양대사 활동이 중단된다. 따라서 호흡량으로 비교하면 폐, 피부, 장이 각기 97:2:1이 되지만 생명을 죽이는 힘은 1:1:1이 된다.

다음은 地氣흡수기전에 대하여 살펴보자. 천기라 함은 하늘의 기운으로 공기로 단순하고 향기나 가스 등은 지기가 천기를 빌어 이동하는 것에 불과하지만 지기는 물, 음식, 고기(동물) 등이 있다. 물과 음식은 순수지기이고 동물은 천기를 함유한 지기이다. 지기 중 음식은 곡식과 채소, 과일, 해산물 등을 총칭한다. 地氣는 향기를 제외하고 오로지 입을 통해서만 흡수하게 되는데 음식에는 사대오상(四大五常)이 있다.

四大	五常
海(바다에서 나는 것) 山(산에서 나는 것) 野(들에서 나는 것) 農(농사를 지은 것)	氣性(음식의 성질) 色(음식의 색깔) 香(향기, 냄새) 味(음식의 맛) 成分(영양분)

이러한 음식은 입으로부터 시작하여 구규(九竅 : 콧구멍 2, 귓구멍 2, 눈구멍 2, 입, 항문, 요도구)로 통한다. 이제부터 地氣흡수기전에 대하여 살펴보자.

눈과 코와 생각으로 선택된 음식이 입으로 들어간다. 입에서는 혀가 맛을 보고 씹을 것인가, 뱉을 것인가를 결정한다. 일단 씹게 되면 타액이 나와 기름칠을 하고 혀가 목구멍을 향하여 밀어 넣는다.

목구멍에서 이상이 발견되지 않으면 식도로 넘어간다. 식도에서도 이상이 발견되지 않으면 위장으로 넘어 가는데 이것이 횡격막 통과다. 만약 음식물에서 독성을 발견했거나 맛과 향이 너무 강할 때, 체열이 들어온 음식을 소화시킬 능력이 부족할 때 등은 식도나 위에서 역류작용이 일어나 토하거나 설사하거나 횡격막이 긴장하여 위 본문이 닫혀 음식물이 횡격막 위쪽 식도에 쌓여 체증을 일으킨다. 이때 공기가 장으로 통과하지 못하면 사람이 죽는다. 그래서 너무 맵거나 쓰거나 할 때는 구토증과 함께 딸꾹질이 나오고 너무 시거나 짜거나 달거나 할 때는 구토증이 나온다. 또 너무 떫거나 기타 합성된 맛이 비위에 거스릴 때도 구토증이 일어난다. 순조로울 때는 위에서 받아들여 위액(1일 2ℓ 정도)을 분비하여 음식물과 섞고 20~30%의 음식물을 흡수하기도 하는데 젖을 먹이는 산모는 위에서 4~50%를 흡수한다.

위에서 음식물이 머무르는 시간은 2~4시간이다. 위에서 정상일 때는 음식물이 십이지장으로 위문을 통과하여 이동한다. 12지장에서는 간, 담, 췌장즙이 분비하여 다시 음식물과 섞인다. 만약 여기서 담즙분비가 비정상일 때는 음식물이 십이지장에서 소장으로 내려가지 못하고 정체되며 정체된 음식물에서는 가스가 발생하게 된다. 따라서 복부에 가스가 발생하고 더부룩하며 밥을 조금만 먹어도 만복을 느끼는 경우는 담즙분비의 이상신호다.

소장에서는 음식물이 3~4시간 머무르며 7~80%의 영양을 흡수한다. 다시 음식물은 충수를 지나 대장으로 유입되는데 충수(막창자 꼬리 : 맹장)에서는 고단백질을 소화 흡수하는 기관으로 충수가 없을 때는 인체의 지구력이 떨어진다고 한다. 대장에서는 수분을 흡수하는데 이때 나머지 영양소도 물을 따라 흡수된다. 상행, 횡행, 하행 결장을 지니 미지막으로 S결장에 모이게 된다. 여기서 S결장의 주요 임무가 체압을 조절하는 문제이고 또한 대변 배출은 신장기능과 유관하게 되어 있다. 신장은 혈압과 수분을 조절하는 관계로 그 기능이 약해지면 냉성은 대부분 변비증을 유발하고 열성은 대부분 묽은 변을 보게 된다. 또한 냉성체질이 냉성식 음료를 즐겨 먹을 경우 설사를 많이 하게 된다. 이것이 인체가 지기를 흡수하는 대략적 개념이다.

여기서 중요한 문제는 어떤 사람이 어떤 영양결핍으로 건강이 무너졌을 때 의자가 관찰하는 관점이다. 즉, 빈혈환자라면 의사는 철분부족으로 진단을 하는데 철분을 공급해도 빈혈상태가 치료되지 않는다는 점이다. 다시 말하면, 인체 장기는 거대한 화학공장으로 만약 철분이 없는 음식을 먹어도 장기는 다른 에너지를 이용 철분으로 전환시키는 능력이 있다는 것이다.

따라서 빈혈은 철분부족이 아닌 철분추출 또는 철분변환능력의 상실이라야 맞는 이론이라는 것이다. 또 추출이나 변환된 철분을 활용하는 능력도 문제가 된다.(이를 주관하는 계통이 호르몬이다) 이를 물질대사(신진대사)라 하는데 음식섭생 → 소화흡수 → 에너지대사(에너지 전환 합성, 분해) → 동화작용, 이화작용 → 산화, 저장으로 되는데 여기서 에너지의 수입 지출이 같은 때를 에너지수지라 하고 지출이 수입보다 많을 때는 체중이 줄게 되는데 이때를 음성수지라 하고 수입이 지출보다 많아 에너지를 저장하게 되면 체중이 늘어나고 이때를 양성수지라 한다.

이것이 地氣의 인체유통과정이다.

10. 탕화상기전

탕화상에는 內傷과 外傷이 있다. 내상에는 음식물에 의한 탕상이 있고 인체의 허열에 의한 열상이 있다. 탕상은 회복이 빠르고 열상은 물혹이라고도 하는데 특히 부인들의 자궁에 많이 발생하고 일반적으로는 상악골 하악골에 물이 차는 것과 늑막염, 폐수종, 뇌수종 등도 이 열상에 속한다. 열상은 심장과 신장 기능이 약화되었을 대 인체의 체열을 유지하고자 허열이 발생하여 균형을 유지하게 되는데 이때 그 기간이 길어지면 열을 식히기 위하여 물이 모여들어 수포를 형성한다. 즉, 열이 모여 있을 곳이 아닌 곳에 있기 때문이다. 상기증에 의하여 목 윗부분에 수포가 발생하는 것도 같은 원리이다. 외상에는 湯상과 화상, 그리고 욕창상이 있다. 또 풍상이 있는데 풍상의 발생은 냉성체질의 소유자인 여성이 임신중절을 하거나 산후에 찬물이나 찬바람을 쏘여서 피부호흡구멍이 막혀 화상과 같은 현상이 발생, 몸이 붓는 증상을 말한다.(27. 공평증후군 참고)

다음엔 욕창상이 있는데 이는 중풍이나 기타 중병환자 또는 마비환자 등이 오랫동안 누워 있으므로 하여 피부호흡구멍이 막혀 피부가 짓무르고 살이 헤어지는 증상인데 이것 또한 화상과 원리가 같다.

탕상은 뜨거운 물이나 국, 김 등에 의하여 발생하고 화상은 불이나 기타 화공약품에 의하여 발생하는 수도 있다. 화상을 치료하는 원리는 열을 어떻게 하면 빨리 해소 또는 인체에서 축출시키느냐 하는 문제가 최우선이다. 빠른 처치가 이루어지지 않고 시간이 경과하면 피부, 근육, 살조직이 망가져서 제기능을 하지 못하고 합병증에 의하여 죽거나 고생하게 된다.

열을 해체시키는 방법은 먼저 찬물이 있다. 찬물을 피부에 계속적으로 부으면서 열을 식히는 방법인데 문제는 혹 찬물에 화상부위를 담그는 일이다. 만일 화상부위가 찬물에 잠기게 되면 심투압작용에 의하여 열이 밖으로 빠져 나가지 못하고 채내로 물을 따라 들어가므로 생명이 위험해 진다. 다음엔 휘발성 물질인데 이것 역시 같다. 휘발성이 강할수록 열을 빨리 해체시키는데 화상부위를 담그면 물보다 더욱 빠른 시간 안에 위험하게 된다. 휘발성이 있는 화상 치료제로는 소주, 휘발유, 아세톤, 신나, 가스(LPG, LNG, 부탄 등) 등이 있는데 기술이 필요하다. 기술적으로 즉석에서 치료가 잘되면 피부세포의 손상이 언제 그랬냐는 듯이 0화 된다. 다음 그 시기를 놓쳤을 때 냉성물질로 치료를 해야 하는데 여기에 특히 좋은 약재로는 알로에가 있다. 알로에의 속살을 엷게 펴서 탕화상 부위에 발라주면 열을 뽑아내고 빨리 아물게 되는데 상흔조차 없이 깨끗하게 치료가 될 수 있다. 필자가 개발한 신속하고 흉터 없이 잘 낫는 약제도 있다. 탕화상은 도(°)수에 따라 또는 넓이에 따라 생명을 위협하게 된다.

문제는 어떻게 하여 빨리 원상 복귀를 시키느냐? 하는 데에 있다. 즉, 피부로서의 제 기능을 수행할 수 있도록 숨통을 빨리 열어주느냐 그렇지 못하느냐에 따라 후유증의 상태가 정해진다.

만약 탕화상의 면적이 인체의 30% 이상 또는 그 이하라도 위험하다라고 느낄 때는 열이 체내로 침입되는 현상을 막아야 한다. 이때 사용할 수 있는 약재로는 오이즙, 알로에, 녹두즙 등을 마셔서 체내 침투열을 막아야 한다.

11. 인체출혈기전

```
인체출혈 ┌ 체외출혈(외상에 의한 출혈과 염증 등에 의한 출혈)
         └ 체내출혈 ┌ 코피
                    │ 치질출현
                    │ 잇몸출혈
                    │ 식도출혈
                    ┤ 대장출혈
                    │ 위장출혈
                    │ 신세관출혈
                    └ 모세혈관출혈 ┌ 뇌혈관출혈
                                    └ 피하모세관출혈
```

이러한 출혈에는 혈압에 의한 뇌출혈, 코피, 귀출혈(고막출혈)이 있고, 체압에 의한 출혈, 심장기능약화에 의한 모세혈관출혈, 염증에 의한 잇몸출혈, 자궁출혈, 장출혈, 신장기능약화에 의한 신세관출혈(혈뇨, 요혈) 등이 있다.

이 같은 출혈에 있어서 가장 근본적인 인체의 요구사항은 심장기능 강화에 있다.

두 번째는 氣가 위로 올라가는 상기증을 해소해야 하며, 세 번째는 각종 염증을 치료하는 일이며, 네 번째는 인체리듬을 교정하는 일이다.

마지막으로 예방과 치료의 핵심은 적성 음식을 섭생하는 일이다.

또 한가지 독성에 의한 출혈도 가능하다. 이럴때는 해독하면 된다.

혈액형 의학에서는 상기증, 염증, 심장강화, 해독 등은 즉석에서 해결될 수 있다.

12. 아토피(알러지), 천식, 비염 등의 기전

가. 천식

천식은 발작적으로 호흡이 곤란해지는 질병으로 기관지성, 심장성, 신경성, 요독성 등의 구별이 있다.

나. 알러지

알러지는 우리말로 두드러기다. 피부가 가렵고 붉게 부푼다. 심하면 짓무르고 약물의 부작용이나 진드기, 꽃가루 등을 매체로 한다.

다. 비염

비염은 알레르기성 코의 염증인데 가렵고 재채기가 심하게 나오며 콧물이 흐르기도 한다.

위의 3가지 질환은 현대의학적 난치병에 속한다. 그러나 실제로는 식중독이 가장 큰 원인이며 약물 부작용 및 쇼크로 인하여 일어나는데 여기서 발생한 독소가 모두 간에 모여 상화(相火)를 일으키는 현상이다. 상화란 한의학에서 사용하는 용어인데 이를 현실적으로 풀이하면 자연에서는 안개나 매연가스 등으로 풀 수 있다. 즉, 간에서 체내로 흡입된 독소를 처리할 능력이 부족할 때 독소가 간과 그 주위에 쌓이므로 하여 내분비의 흐름과 대사 장애를 일으키는 현상으로 피부는 이를 배출하여야 함에도 불구하고 오히려 독소감지 반응을 하여 피부의 배출구를 막아 피내에 독소가 쌓여 피부가 가렵고 만지면 즉시 부풀게 된다.

이 현상이 피부 알레르기 이고 비염은 이 상화가 비강으로 분출하는 현상이며 상화가 심장의 열을 빌어 기관지를 공격하게 되면 천식이 된다. 이러한 식중독 현상을 치료함에는 가장 먼저 행해져야 하는 문제가 적성 에너지원 섭생이다. 두 번째는 간 해독제를 사용해야 하며 이때 열성체질은 포도당, 냉성체질은 식염수 넝거가 좋고 특별히 필자가 개발한 약재가 있다. 비염 역시 코에 넣는 약이 개발되어 있고 피부알리지는 물에 2~3%의 소금물을 만든 다음 끓여서 1일 1회 목욕 후 맛사지를 하는데 2~30분간 실시하고 가볍게 샤워한 다음 몸의 물기를 절대 수건으로 닦지 않고 바람으로 말린다. 이것은 모공의 문을 열어주는 역할을 하고 또 피부 가까이 피내에 있는 독소를 신속하게 배출하도록 도와준다.

그럼 지금까지 알레르기의 통설로 되어 있는 집먼지 진드기와의 관계는 어떠한 것인가? 이 관계는 이미 식중독된 인체 피부에 진드기나 꽃가루가 작용했을 경우의 현상이라고 본다. 왜냐면 건강한 피부에는 진드기를 의식적으로 기생시킨다 해도 일시적인 현상으로 끝나고 지속적 알레르기 현상은 일어날 수 없다. 또 어떤 특정한 식품에 의한 알러지 현상이 있는데 그 원인은 무엇인가? 사람에 따라서 복숭아 알러지, 돼지고기 알러지, 고등어 알러지, 멍게 알러지 등 다양하게 개인별 현상이 있는데 이것 역시 식중독 전력이 가장 큰 문제이며 다음으로 문제되는 것은 그 사람의 부모 중 편식을 하였거나 본인의 편식이 있는 경우에 나타나는 특이 현상이었다. 또 원기를 과도히 소모하여 극히 피곤한 상태이거나 체표 또는 체내에 염분이 부족한 경우에도 알러지 현상이 일어나는 것으로 추측되는 경우가 있었다. 이러한 제반 알레르기 현상은 일명 화독(火毒)으로 보아 합당하고 화독을 제거하는 가장 강력한 해독제로는 수정(水精)에 해당하는 소금을 들 수 있다. 따라서 식중독일 경우 10%의 소금물을 500~1000cc를 마셔 토사(구토와 설사)를 시켜 후유증을 예방하는 일이 매우 중요하다.

13. 암의 발생기전

암(癌)이란 과연 무엇인가? 우리가 누구나 확인 가능한 암의 상태를 설명한다면 뿌리가 있는 종기라고 말할 수 있다. 문제는 이러한 뿌리 있는 종기가 피부나 몸 밖에 있는 것이 아니고 몸 내부에 있기 때문에 문제가 되는 것이다. 다시 말하면 몸의 내부에 병소가 존재하므로 육안으로 확인 할 수 없고 투약을 함부로 할 수 없다는데 어려움이 있다는 것이다. 그러면 왜 이러한 뿌리 있는 종기가 체내에서 발생하게 되는 것인가? 이것이 지금부터 풀어야 할 문제이자 인류의 숙제이다.

먼저 암의 발생단계를 살펴보면 부적성 또는 반자성식품의 섭생으로 인하여 접촉성세포(피부, 내피부)의 활성이 정지되면서

부터 출발한다. 즉, 체질에 맞지 않는 부적성 식품을 사람이 먹게 되면 인체의 표세포가 활동을 정지하게 되며 인체에서는 대체세포를 내보낸다. 그럼 최초의 표세포는 휴면하게 된다. 대체세포는 휴면세포 때문에 활동의 장애를 받는다. 여기에 또 부적성 섭생이 되면 대체세포 역시 활동을 중단하고 휴면하게 된다. 그럼 몸에서는 또 다른 대체세포를 파견한다. 이러한 현상이 반복되면서 인체의 각 기능은 약화된다.

이때 정확한 즉, 인체가 요구하는 적성식품을 섭생하게 되면 그 동안의 휴면세포는 모두 활성세포로 바뀌게 되지만 그렇지 못 할 때는 휴면세포가 많이 모인 곳, 체질적으로 약한 곳, 시간적으로 전이된 병소가 있는 곳, 음식의 성질로 보아 공격당하는 기관에서 발병을 하게 되는데 경결(기가 흐르지 못하고 모임) 피로, 기능약화, 염증, 경련(신경계통이 영향을 받아 기관신경이 놀래는 것)등으로 나타난다. 여기서 더욱 병증으로 발전하여 경련의 주기가 빨라지고, 구토, 무염식(식욕감퇴), 현기증, 의욕상실, 권태, 피로누적, 정력감퇴 등으로 나타난다.

여기서부터는 사람이나 상황에 따라 다양하게 병증이 진행하게 되는데 혹자는 암으로, 혹자는 고질병으로, 혹자는 정신질환으로, 혹자는 우울증으로, 혹자는 신경성으로, 혹자는 만성질환으로, 혹자는 급성질환으로 나타나게 된다.

또 한가지 중요한 문제는 환자 본인이 작은 질환도 민감하게 느낌을 받는 경우와 그렇지 않는 경우가 있는데 전자는 병원을 찾아 치료할 수 있는 여유를 갖는데 반하여 후자는 치료의 시간을 가질 수 없다는 것이다. 하지만 양자공히 부적성 섭생이나 활동, 생활방식이 오랜 기간 동안 계속되었다는 현상이다. 필자와 상담한 위암환자 한사람의 경우를 예로 든다면 그녀는 냉성체질로 과로를 한데다가 부적성 음식을 낭만적으로 즐겼으며 임신과 함께 암이 발견되어 낙태수술을 받고 난후 급속하게 암이 진행 되었으나 자각증세를 거의 느끼지 못했다. 여기서의 문제점은 물론 부적성 섭생이 결정적인 원인이지만 그 기간이 오래였고 두 번째는 낙태수술이다. 어떤 사람에게 임신과 암이 동시에 발견되었다면 낙태수술은 삼가야 한다. 왜냐하면 임신도 하나의 암과 같은 존재로서 낙태를 시키지 않을 경우 암의 성장은 정지하거나 성장이 더디게 되므로 생명의 연장이 자동적으로 가능하기 때문이다. 특히 암환자라면 정보에 밝아야 하며 경솔한 결론은 금물이다. 왜냐면 인체는 신비 그 자체로서 태아를 기르는 동안의 생명유지는 최소한 가능하며 그 힘은 생명체의 본능에서 기인한다. 즉, 생명체는 어떠한 위험을 감지하게 되면(의식적으로는 몰라도) 제일 본능이 종족보전이다. 그리고 생명체는 스스로의 치유체계를 운영하고 있다. 따라서 치료란 환자의 몸이 지금 무엇을 요구하는가를 파악하는데 그 본질과 핵심이 있기 때문이다.

이러한 현상으로 미루어 암은 누구나, 언제나 예방이 가능하다는 결론에 도달하게 된다. 즉, 섭생을 체질에 맞도록 하고(1. 체질, 5. 음식의 성질참고) 심장기능이 약화되지 않도록 관리하는 일이다. 그리고 부수적으로는 과로를 피하고 스트레스 푸는 방법에 대하여 스스로 개발, 활용해야 한다.

14. 류머티스 관절염

류머티즘은 한냉과 습기가 원인이 되어 관절류머티즘과 근육류머티즘이 있다고 한다. 관절류머티즘의 경우 붓고 열이 나고 쑤시며 아프다. 따라서 힘을 쓸 수가 없다. 무릎, 팔, 발목, 손목, 발가락, 손가락 마디 등에 이 증상이 나타난다. 또한 등살이 땡기고 쑤시고 아픈 경우도 있다. 이는 모두가 심장기능의 약화에서 발생한다. 쉽게 이야기하면 심장병이다.

　심장기능이 약해지면 심장의 열기(화기)가 신체의 말초로 전달되는 과정에서 관절부위를 통과하기 힘들어진다. 이때 관절에 열기가 통과하지 못하고 머무르는 관절부위에서는 비상이 걸린다. 신체의 면역기전은 이러한 상태를 적(세균이나 바이러스 등 생명에 위협을 주는 존재)으로 간주, 전투를 벌인다. 이때 열이 발생하고 통증이 발생한다. 이 상태가 심해지면 인대기능이 약해져 힘을 사용할 때 관절이 이동되어 외부로 관찰할 때 관절의 변형이 나타난다. 다시 말하면 힘을 사용하지 말고 휴식을 취하라는 인체의 명령이기도 한다. 따라서 류머티즘의 치료는 휴식과 심장기능 강화가 주 치료법이다. 심장기능 강화는 심장중심 부위에 있는 생기혈에 뜸을 뜨는 일인데 이로써 완치가 누구나 가능하고 자가치료도 가능하다. 필자의 치료법으로 많은 사람들이 여기서 탈출하였다.

　류머티스 관절염의 특징은 그 원인이 심장에서 기인하므로 초기에는 이동한다. 즉, 팔목이 아팠다가도 다음날은 멀쩡해지고 다시 발목이 아프고 하는 등이다. 그러나 심해지면 환처가 고정되고 붓고 열이 나며 골절이 변형된다. 류머티스 관절염은 음식과 깊은 관계가 있는데 특히 열성체질은 열성음식, 약으로 인하여 심장, 신장, 간장이 약해져서 발생하고 냉성체질은 여자에게 더욱 많은데 그 발생률은 대부분 산후에 나타난다. 과로나 힘겨운 작업을 할 때도 원인이 될 수 있다.

15. 경기(驚氣), 간질, 자폐증, 우울증(조울증), 야뇨증, 몽유병 등의 기전

　경기(驚氣)란 무엇인가? 그리고 어떤 질병이며 그 원인은 무엇인가? 지금까지 현대의학적으로는 원인과 치료가 불분명하고 한의학적으로는 동의보감 소아편 경풍에 대하여 자세히 기술하고 있으나 너무 추상적이어서 의지하기가 어렵다. 그러나 놀란 생명력을 진정시켜주는 여러 약제와 처방이 있다. 물론 성장하면 사라지는 질병이다. 그리고 특히 경명주사를 입술에 발라주므로 여 경풍이 가라앉기 때문에 민간요법처럼 주사가 사용되고는 있다.

그러나 경풍의 후유증이 문제가 되고 있다. 경풍을 앓은 전력이 있는 사람은 성장하면서 간질을 한다거나 정신이상을 일으킨다거나 어떤 고질병으로 고생을 하거나 심장병으로 발전하여 인생을 불행하게 만드는 경우가 대부분이다. 특히 냉성체질은 이 후유증이 더욱 심하다. 이는 한의학적으로도 원인을 정확히 규명하지 못했다는 증거가 된다.

필자의 연구에 의하면 기전달 체계도의 그림에서처럼 모든 외부의 상황 즉, 소리(귀), 냄새(코), 맛(혀), 접촉(피부), 보이는 것(눈), 느낌(감각, 육감, 영감, 생각) 등의 6감이 신장을 통하여 심장을 통과, 간뇌로 전해져서 대뇌의 변환세포에 전달 행동이나 말, 내분비계통 등 필요반응을 나타내게 된다. 이 때의 충격이 심하여 소변을 저릴 만큼의 상태가 되었을 때 신장의 氣가 수축되는 순간 일어난 현상이 신생아와 어린이 경기다. 이처럼 한번 신장이 수축한 경험을 갖게 되면 신장의 수축된 기를 풀어주지 않는 한 평생을 두고 주기적 또는 비주기적으로 신장의 수축현상이 일어나고 이로 인한 많은 질병 즉, 심장병, 간질, 정신쇠약, 변비, 신경성 등의 질병을 유발하고 심장병이 일어나면 이로 인하여 협심증, 심장판막, 기능이상, 심근경색 등 심장자체의 질환을 제외하고도 류머티스 관절염, 위하수증, 위염, 구내염, 설염, 관절통, 견비통, 등근육 류머티스, 체증, 대인공포증, 자폐증, 우울증, 담 결림 등 수 많은 질환으로 연결된다.

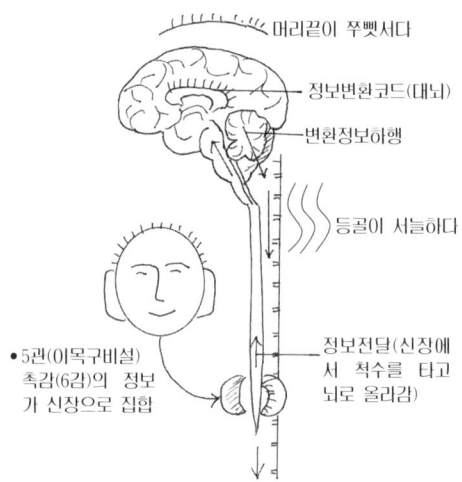

인체정보전달체계도

※ 인체의 6감에서 얻어진 정보는 신장에 모여 척수신경을 타고 대뇌로 전해지고 대뇌로 전해진 정보는 대뇌의 코드에 꽂혀 변환된 정보가 소뇌를 거쳐 2방향으로 흐른다. 하나는 운동신경계로, 하나는 내분비계로 전달된다. 그 후 정보는 혈액과 세포 속에 저장된다.

또 어른들은 신장의 기가 수축하면 마비, 쥐내림, 악몽, 가위눌림, 피로, 간질, 기가 죽는 등의 현대의학적 원인없는 증상들로부터 시달림을 받는다. 여기에 대한 대책은 천서탕(天鼠湯)이다. 천서탕은 수축된 신장의 기를 풀어 원상회복시키는데 실제로 간질이나 자폐증, 신경쇠약, 쥐내림, 마비, 가위눌림 등의 치료에 있어 핵심적 역할을 한다. 그리고 각종 암환자는 신장과 심장의 기까지 수축된 상태로 그 정도가 심각하다.

천서탕(天鼠湯)은 술반 물반에 박쥐 3마리를 넣고 달여 1잔이 되면 저녁 잠자리에 마시고 잔다. 살아있는 박쥐는 1마리 사용하는데 나을 때까지 연복하는데 어린애들의 경끼는 1~2회로 완치가 되고 재발이 없다. 아이들은 크기에 따라 각기 다르다. 상태에 따라서도 다르다.

16. 상기증(질병, 갱년기장애, 중풍, 치매, 노화, 암발생의 원인)

上氣症은 일반적으로 피가 머리로 모여 두통, 충혈, 두중, 이명 등을 일으키는 현상을 말한다. 이를 한의학에서는 기(氣)가 위로 오르는 증상이라 하여 상기증이라고 말하는데 이의 원인에 대하여는 잘 알지 못한다. 그래서 일단 상기증에 걸리면 백약이 무효로 치료의 보람을 찾지 못한다. 이를 다시 설명하면 사람이 죽을 때가 되어 열기가 인체를 떠나고자 아래에서 위로 향하는 상태로 자연에서의 현상과 일치한다. 즉, 자연에서는 열기는 상승하고 수기는 하강하는 현상이다. 하지만 생명체 안에서는 열기는 하강하고 수기는 상승하는 것이 생명체의 원리이다. 이 현상이 거꾸로 나타나는 현상은 생명력이 인체를 벗어나고자 하는 현상으로 사람들이 흔히 하는 말 늙으면 기가 입으로 모여 잔소리만 늘어놓는다고 한다. 이것은 곧 생기가 인체를 벗어나기 위하여 위(머리)로 모여든다는 이야기와 같은 것이다. 그럼 이러한 현상은 어떻게 일어나는가? 상기의 시작은 신장기능의 약화가 그 시작이요 다음은 심장기능의 약화이다. 이렇게 하여 심장과 신장이 약화되면 늙어서만이 아니고 젊은이도 상기증에 걸린다. 그래서 젊은 사람이 의외로 많다는 사실도 알아야 한다. 따라서 심장과 신장의 기능약화는 노화의 시작이 되는 셈이다. 상기증의 발생은 체질에 따라서 차이가 있다. 즉, 냉성체질의 소유자는 선천적으로 신장기능이 약하여 상기증에 걸릴 확률이 매우 높고 열성체질은 열성식약에 의하여 발생하기 때문에 발생하는 률이 낮으며 노인은 자연발생으로 순리라 할 수 있고 젊은이는 순리를 거역하므로 발생한다고 볼 수 있다. 또 상기증을 대량 발생시키는 원인으로는 냉성체질의 소유자가 단전훈련, 기공, 요가 등으로 단전호흡수련을 할 때이다. 즉, 단전호흡 수련은 대단히 많은 에너지를 소모하게 되어 있는데 이때 에너지(영양, 열량) 부족으로 생명력의 중심을 잃게 되면 상기증 또는 중풍, 실어, 경련, 마비 등이 일어난다. 물론 단전호흡 훈련이 아닌 다른 이유로도 에너지 부족으로 일어나는 경우는 같다. 즉, 과로나 충격 또는 과식 과음으로 생명력의 중심을 잃을 경우 똑같은 증상이 일어난다. 또 이러한 상기증의 발전으로 불면증이나 치매도 일어난다. 치매는 상기증에 의하여 37°±3° 이상에서 대뇌의 변환세포 파괴로 발생하나 역시 원인은 상기증에 기인한다. 가장 기초적인 상기증의 발생은 부적성음식에서 출발한다. 따라서 체질에 맞는 적성음식의 섭취가 예방의 출발이며 상기열을 끌어 내리는 가장 강력한 약재로는 지실이나 지각을 들 수 있다.

17. 현기증과 빈혈

현기증이나 빈혈이라 함은 신체의 어떤 문제로 인하여 일상생활에서 어지럽다거나 세상이 노랗게 보이거나 세상이 빙빙 돌거나 길의 굴곡이 심하게 보이므로 걷기에 불편한 느낌을 말한다. 현대의학적 원인으로는 혈액 속의 적혈구나 혈색소가 감소하는 증상으로 판단한다. 그럼 적혈구나 혈색소가 왜 감소현상을 빚어 내는가? 이 문제는 현대의학적으로 골수의 이상이라고 밝혔다. 그 이유는 골수에서 적혈구를 생산하기 때문이다. 그럼 골수의 이상은 어디에서 원인하는가? 여기서부터는 원인불명이다. 그럼 골수는 어느 장기관의 계통인가?

골수는 한의학적으로 신장계통에 속한다. 그럼 한의학에서는 이 골수의 이상을 치료할 수 있는가? 가끔 개인에 따라 또는 의사에 따라 치료되는 경우는 있을 수 있다. 그것은 치료하지 않고 집에 가만히 있으면서 자연 치유되는 경우와 조금도 차이가 없다. 곧 치료의 공식이 없다는 뜻이다. 골수의 이상이 신장의 원인인 것 까지는 알지만 그것을 치료할 수 있는 이론은 그곳에서 막히고 만다.

사실 필자가 연구한 과정도 마찬가지로 신장까지이다. 그러나 필자가 새롭게 발견한 즉, 치료 가능한 공식은 신장기능을 회복시킬 수 있는 방법과 또 다른 하나의 발견이다. 그것은 내분비의 균형이 무너질 때 빈혈이 일어난다는 사실이다. 내분비의 균형파괴는 점액질의 부족과 부적성 식약품으로 기인한다는 점이다. 쉬운 예를 든다면 열성체질의 소유자가 열성식약품을 복용했을 때 현기증이 일어나고 현기증이 발전하면 빈혈이 발생한다. 그리고 부적성 식약품을 복용하게 되면 인체생명의 축인 심장과 신장기능이 약화되어 인체자체의 현상유지가 힘들어진다. 치료방법으로는 첫째가 부적성 식약품의 해독이며, 두 번째는 적성 식약품의 섭생이며, 세 번째는 심·신장의 기능회복을 위한 복약, 네 번째는 점액질 공급이다. 필자가 사용한 점액질 공급방법은 규화근의 연근과 나미, 술 등이다. 참고로 빈혈이 발전하면 악성빈혈, 더욱 발전하면 재생불량성빈혈과 백혈병이다. 이 원리만 적용하면 현기증이나 빈혈일 때 120% 예방과 치료가 가능하다.

18. 인체해부학적 자침법 개발

인체는 무엇보다 하나로 된 하나의 생명체이다. 따라서 인체의 생리 또한 하나의 시스템으로 존재하게 되어 있다. 여기에 침술은 한법이며 자극법이고 통기법이다. 침시술은 한의학적 생리체계인 경락을 기준한다. 경락의 시작은 5장이요 반환점은 말초(손, 발, 귀, 코, 혀, 눈)이며 끝은 6보이다. 이를 음경이라 하고 양경은 6보에서 출발하여 말초를 경유 5장에서 끝을 맺는다.

필자는 이를 보정하여 인체해부학적으로 자침한 결과 오히려 재래식보다 효과가 빠르고 자침이 쉽다는 결론을 얻었다. 단 유침의 경우 열성체질은 시간에 구애를 받지 않으나 냉성체질은 1주일에 1~2회 그리고 유침 시간도 13분 이내로 짧게 해야 한다. 여기서 문제점은 침의 재료다. 필자의 연구결과에 의하면 열성체질에는 침재료에 있어 철제품을 사용함이 좋고 냉성체질에는 비철금속을 사용함이 옳은 일이다. 그러면 시간에 구애를 크게 받지 않는다. 다음에 해부학적 자침을 위한 인체의 연관통과 호르몬분비기관과 척추신경전달관계도를 보면서 설명한다.

<그림 A>

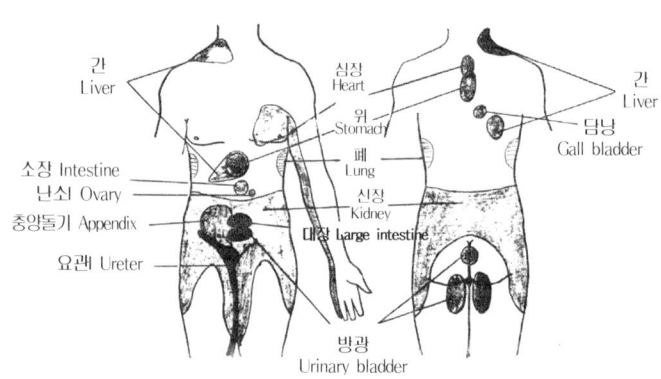

그림 A는 연관통의 관계를 나타낸 그림이다. 그림 B는 인체의 생명을 내적으로 주도하는 호르몬분비의 기관들이다. 그리고 다음 페이지에 있는 그림은 신경계의 연관관계도이다. 그림 다시 침술의 三法에 대하여 살펴보자. 먼저 寒法은 어떤 효과를 추구하는가? 인체

에 자침을 하게 되면 찬기운이 환부를 감돌게 되므로 하여 혈액의 집중을 막고 염증을 파괴하는 소염작용을 촉진한다. 이것이 침술의 제2법이다. 침술의 제3법은 刺戟法이다. 인체에 자극을 주므로 하여 생명력을 일깨워 세포 자체가 스스로 바로 되기를 추구한다. 이것을 分痛法이라고도 한다. 그래서 침술가 중에는 환부의 반대쪽에 자침함으로써 통증을 완화시킨다. 이 원리는 건측을 치유체계가 검증하게 하여 스스로 환측을 교정하게 하는 유인술이라고 볼 수 있다. 그러나 이러한 원리를 침술가는 알지 못한다. 그럼 침술 제1법은 무엇인가? 그것은 通氣法이다. 통기는 체압과 혈관압을 낮추는데서 시작한다.

〈그림 B〉

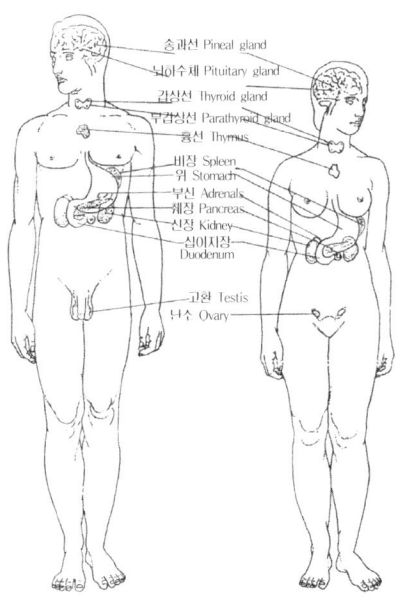

장압은 트림이나 방귀를 뀌면 해결된다. 이 또한 사혈을 시킴으로 촉진된다. 자침의 방법면에서는 사혈이 제일 우선이요 차선은 제통이요 제삼은 기능의 유도에 있다. 앞의 그림 A는 제통이요, B, C는 기능

유도에 필요한 그림이다. 통기법에는 인중, 비첨의 자침과 폐혈(엄지 손가락 손톱뿌리 중간, 엄지발가락 발톱뿌리 중앙부위)의 사혈이다.

다음은 공평의학식 견비통과 좌골신경통의 자침법을 실례로 소개한다. 견비통은 외관과 함께 8혈을 취하는데 어깨 상변 3점과 외관은 직자하고 견갑간 4점은 몸통과 견갑골(부채뼈) 사이를 향하여 자침한다. 유침하되 열성체질은 15~30분, 냉성체질은 10~13분 사이다. 또 냉성체질은 1주일에 2회 정도가 적당하며 한 두번의 침 시술로도 쾌차 할 수 있다. 침 시술시의 환자의 자세는 엎드리고 얼굴은 건측을 향한다. 좌골신경통의 경우는 환자 건측을 아래로 하여 옆으로 누운 자세에서 시술하는데 절골과 함께 5혈을 취하는데 그 효과에 대하여 사람마다 깜짝 놀랄 정도이다.

<그림 C>

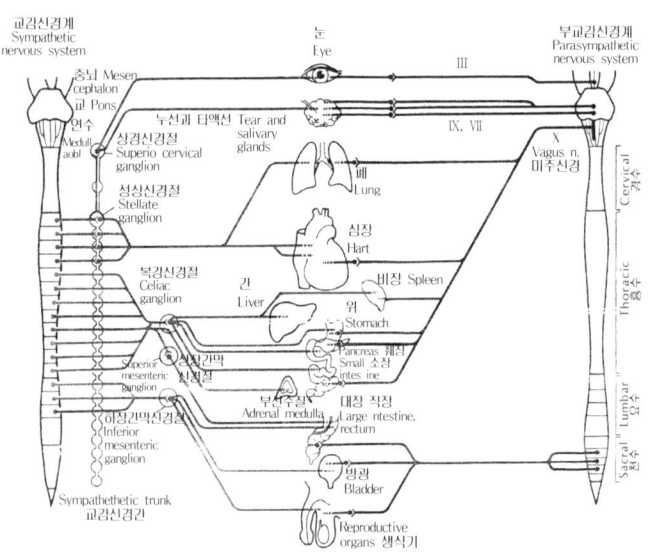

19. 디스크, 오십견, 좌골신경통 등의 치료법 개발

　디스크질환에는 목디스크와 허리디스크로 나누고 목디스크는 견비통(오십견 : 일명)과 짝이 되고 허리디스크는 좌골신경통과 짝을 이룬다. 일반적으로 사고가 아닌 상태에서의 디스크질환은 진행상의 순서가 정해져 있다. 먼저 신장기능이 약해지므로 하여 허리근육이 약해지고 허리근육이 약해지면 허리의 척추가 기울며 척추가 기울면 대부분 기우는 반대쪽의 신경이 눌려 좌골신경통을 유발한다. 목디스크도 이와 같은데 다만 허리에 오른쪽이 아프면 목과 팔은 왼쪽이 아프게 된다. 이것은 인체의 균형상 대부분 공식적이다. 부연하면 인체는 아래 그림과 같이 머리와 몸을 좌우로 4등분 된다.(그림 A)

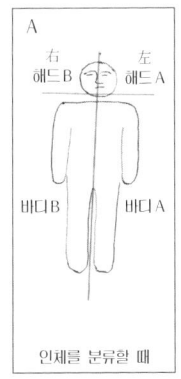
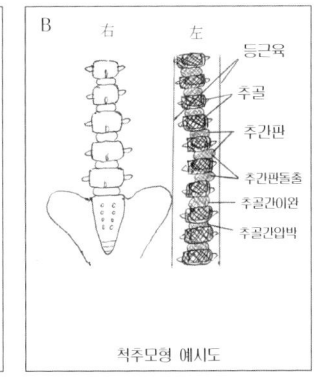
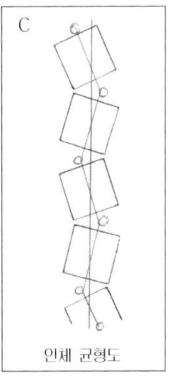

　앞의 그림 A는 안면신경마비(3차신경통)의 경우 얼굴의 한쪽만 마비가 오고 몸과는 상관없다. 이때 얼굴의 정중선 정확히 한쪽은 정상이다. 또 중풍(반신불수)인 경우는 머리와 몸이 대칭으로, 좌우로 정확히 한쪽은 마비가 오고 한쪽은 정상이다. 이러한 인체의 현상을 4등분 된다고 하는 것이다.

그림 B는 디스크질환을 설명하기 위한 그림이다. 그림에서 보는 바와 같이 인체는 좌우로 구분되어 좌우균형을 유지하고 있을때 건강한 상태라고 말할 수 있는데 어떤 조건으로 균형이 무너지면 한쪽은 그대로 이지만 한쪽은 힘이 약해진다. 따라서 한쪽이 갑자기 강해지는 일은 없고 다만 성장시 좌우의 성장속도에 차이가 있을 수 있는데 이때 발생하는 문제가 성장통이다. 그림을 보면 우측으로 척추가 굽어 있다. 이는 좌측근육이 힘이 약해져서 당기는 힘에 이상이 발생했음을 보여준다. 그림 추간판은 힘이 부족한 쪽 즉, 좌측으로 돌출되고 돌출된 추간판에 의하여 좌측 횡돌기 안쪽으로 뻗쳐있는 신경이 밀림을 당하여 팽팽해지고 이로 인하여 허리가 아프거나 다리가 땡기거나 저리거나 하게 된다. 또 다른 통증으로는 압박이 있는데 이는 특별히 통증을 유발하는 경우는 드문데 나이가 들면 누구에게나 일어날 수 있는 현상이다. 그래서 사람이 늙으면 키가 작아진다고 하는데 그 이유가 바로 힘이 약해진 추간판의 압박이다. 또 하나는 극히 드문 일이지만 추간의 이완이다. 추골간 사이가 벌어지는 경우인데 이 또한 통증을 유발하는 경우는 드물지만 만약 다른 부위에서 디스크질환이 발생하면 치료가 극히 어렵다.

그림 C는 인체가 스스로 직립균형을 유지하기 위하여 변형되는 모습이다. 한쪽에서 균형을 깨트리는 이상이 발생했을 때 빠른 조치가 없고 세월이 흐르면 그림과 같이 자동적으로 갈지자(之) 모습으로 변한다. 그래서 오른쪽 허리에 이상이 생기면 목에는 바른쪽에 이상이 발생하고 골반도 바른쪽, 무릎은 오른쪽이 되어 직립시의 균형을 잡는다. 이를 인체의 "복따블(WW) 균형"이라 한다.

치료의 원리와 발병원인

허리디스크(좌골신경통) : 7~80% 신장기능약화원인
2~30% 교통사고 기타사고
목디스크(견비통) : 50% 허리디스크 원인
30% 교통사고 및 기타사고(당뇨)
20% 심장기능약화원인
치료 : 지압교정(기혈)
　　　골격균형교정(척추)
　　　약물교정(신장)　　　　　　　　　선택(필요부분)
　　　뜸교정(심장)　　　　　　　　　　음식교정(공평의학식)은
　　　계란떡교정(충격, 타박손상)　　　필수
　　　소금찜교정(진통, 소염, 부기)
　　　침교정(통기, 진통, 염증)

골격균형교정에서의 특효 치료법

• 좌골신경통과 요통 : 고관절교정으로 통증완화와 치료촉진

　환자를 옆으로 눕게 하되 환 측을 위로 향하도록 한다. 오른손으로 큰 대퇴돌기 부위를 누르고 왼손으로는 무릎을 감싸 안아 가능한 큰 폭으로 회전을 시키되 3회씩 반대로 회전시킨다. 골반교성으로 인체의 균형을 잡고 허리의 통증을 완화시킨다. 골반교정은 환자가 편안히 누운 상태에서 시술자가 환자의 무릎을 잡고 세워 환측 엉덩이 밑에 시술자의 발등을 넣고 반대쪽 시술자의 발은 반대쪽 엉덩이 옆에 붙여 밀리지 않도록 고정시키고 시술자는 환자의 양무릎을 모아 잡고 한쪽으로 3회씩 회전을 시키는데 이때 시술자가 환자의 무릎에 체중을 가감하여 싣는다.

　단순 요통인 경우는 99%가 신장의 기능약화에서 오므로 신장 약물교정을 하고 허리근육을 단련시키는 운동을 시키는데 롤링 목침으로 해야 한다. 전체적인 허리운동(일반적 허리운동)은 오히려 요통을 악화시킬 위험이 있다.

• 목 디스크와 견비통 : 견갑골, 상완골교정

견비통은 7~80%가 목디스크에서 출발 한다. 나머지는 심장기능 약화로 오는데 일반적으로 목만 아프고 팔로는 통증이나 저림이 오지 않는다. 그러나 양쪽 팔이 아프거나 저릴 때는 심장병이다. 견비통의 경우 환자의 환부를 위로하고 옆으로 눕게 하여 시술자가 손을 머리 쪽으로 하여 양손으로 환자의 어깨 상부를 감싸잡고 팔뚝을 환자의 어깨와 나란히 하여 체중을 싣고 좌우로 3회씩 번갈아 가며 회전시킨다. 뜻밖의 효과가 나타난다. 환자의 몸상태를 보아가면서 힘을 조절해야 한다.

20. 팔다리 관절과 인대의 역학관계

사람이 살아가기 위해서는 어딘가를 가야하고 무엇인가 일을 해야 한다. 그러기 위해서는 팔과 다리가 수고를 해야 하는데 세상일이란 마음대로 되는 일은 없다. 그러는 가운데 무리가 오는 수도 있고 다칠 수도 있고 실수로 문제가 생길 수도 있다. 특히 육체노동자(운동선수)와 주부, 노약자 등에서 흔히 볼 수 있는 팔관절, 손목관절, 무릎관절, 발목관절에 이상이 발생하거나 시거나 힘을 쓸 수 없는 상황이 자주 일어난다. 또 손목이나 발목을 삐거나 손목에 언제부터인가 혹처럼 불거져 손목에 힘을 쓸 수 없는 경우도 많다. 이럴 때면 의레 침술원을 찾게 마련인데 잘 낫지를 않는다. 그렇다고 정형외과를 찾아가도 별 뾰족한 수는 없다. 그래서 결국 오랜 기간 동안 불편을 참고 고생하는 수 밖에 없다. 혹자는 손목에 혹이 생길 경우 병원이나 침술원에서 수술을 하게 되는데 이때 젤리 같은 물질이 나온다. 그러나 그것이 손목에 있을 때는 단단한 뼈처럼 느껴진다. 그래서 혹시 뼈가 불거져 나오거나 변형이거나 자라는 것이 아닌가 하고 걱정을 하게 된다. 이처럼 살 속에 말랑말랑한 젤리가 들어 있는데 왜 단단한 뼈처럼 느껴질까? 그것은 살의 조직이 밀착되어 있는데 이 물질이 쌓이므로 하여 가능한 조직이 이탈을 거부하려는 힘이 강하기 때문이다. 그리고 그 젤리는 뼈와 뼈를 접착시키는데 필요한 아교질이다. 사람이 힘을 무리하게 사용하게 되면 팔에서는 요골과 척골사이의 연골결합이 떨어지게 되고 다리에서는 경골과 비골의 결합이 떨어지게 된다. 우리 몸에서 연골결합부위는 이외에도 척추와 늑골, 흉골과 늑골, 골반골, 미골 등이 있다. 그 외에는 대부분 인대결합으로 되어 있어 떨어질 염려는 거의 없다. 그럼 연골결합이 떨어지면 어떤 현상이 일어나는가? 팔꿈치관절의 요골과 척골 사이의 연골결합이 떨어지면 팔꿈치의 힘을 쓸 수 없는 엘보에 걸린다. 또 손목관절의 요골과 척골 사이의 연골결합이 떨어지면 손목의 힘을 쓸 수가 없고 손목 등에 혹이 생긴다. 이 원리를 모르는 의사들은 관절염이라는 진단을 내리는 경우도 있다. 또 무릎관절의 경골과 비골 사이의 연골결합이 떨어지면 무릎에 힘을 실을 수가 없어 다리를 절룩거리게 된다. 발목관절의 경골과 비골 사이의 연골결합이 떨어져도 마찬가지로 발목 힘을 쓸 수가 없고 발등 혹은 복숭아뼈(과骨) 주위에 혹이 생기는 수도 있다. 이러한 일련의 팔다리 관절에 대한 치료법은 매우 간단하다. 탄력압박붕대 한가지로 어떤 치료법 보다 훌륭한 치료가 가능하다.

보호대 착용의 위치

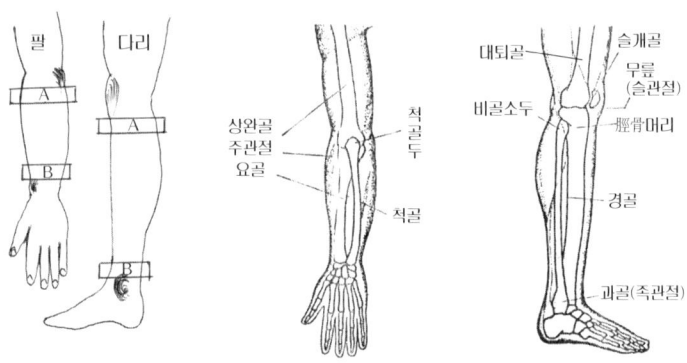

그림에서 보는 것처럼 엘보가 있을 때는 팔 A에 탄력보호대를 끼고 손목일 때는 팔 B에 탄력보호대를 낀다. 또 무릎이 아플 경우 다리 A에 탄력보호대를, 발목일 때는 다리 B에 탄력보호대를 끼고 다니면 한결 부드럽다. 그리고 연골결합이 빠른 시간에 회복되어 아교질이 쌓여서 혹을 만드는 일도 없어지며 생겼던 혹도 사라진다.

예방법으로는 평상시 관절이 약하거나 무리한 힘을 사용하는 사람 역시 치료법과 동일한 방법으로 필요부위에 탄력보호대를 끼면 사전예방이 가능하다. 단, 잠자리에서는 반드시 탄력보호대를 빼고 자야한다. 만약 낀 채로 잠을 자게 되면 팔다리가 붓는다. 또 한 가지 중요한 일은 탄력보호대를 낄 경우 평상시 보다 3~50%의 힘을 더 쓸 수가 있는데 이를 삼가야 한다. 그렇지 않으면 예방의 효과가 없기 때문이다.

21. 타박, 절골 손상시 세포 재생법

인체는 생로병사의 과정에서 인체를 결손하는 일이 매우 많다. 작게는 부딪힘으로 멍이든 데서 부터 크게는 절골, 절단, 죽음에 이르기까지 다양하다. 어떤 사람은 공사장에서, 길을 걷다가, 교통사고로, 집안에서, 싸우다가, 질병으로 병원에서, 운동을 하다가, 운동경기 중에, 기타 등 시간과 공간을 초월하여 위험이 존재한다. 사고를 당하게 되면 먼저 병원을 찾는다. 하지만 대수롭지 않을 때는 그냥저냥 지나치기가 일쑤다. 혹 멍이 들었다거나 관절부위의 연골이 다치면 멍이 들지 않더라도 상당한 기간 동안 통증으로 고생을 하게 된다. 하지만 못 참을 정도가 아니면 대충 넘어간다. 그러나 몸 속에서는 세포가 망가져 수리하느라 바쁘다. 크게 망가지면 병원에서 수리하지만 인체 자체가 수리를 하거나 병원에서 하거나 일단 사고가 나면 부모님으로부터 받은 소중한 몸의 원상태를 훼손한 셈이 된다. 외부로 보이건 보이지 않건 상관없다. 한번 훼손된 몸의 상태는 죽는 날까지 그 흔적이 보존되고 또 살아가는 동안에 주기적 또는 비주기적으로 후유증이 잔존하게 된다. 그래서 어떤 사람은 자신이 태어난 달에 몸이 무겁다거나 질병이 발생하는 사람, 아이를 낳은 달에 아픈 사람, 사고난 달에 아픈 사람, 또는 최초로 질병이 발생한 달에 아픈 사람 등 그 형태는 다양하다.

　여기서 타박손상을 입게 되면 인체의 세포조직이 파괴되고 파괴된 조직을 체액(내분비, 혈액, 기타)이 통과할 때는 그 속도가 느리게 되고 느리게 되므로 정체된 체액의 분량이 정상조직 부위보다 많게 된다. 그래서 그 환부가 무겁게 느껴지거나 아프거나 저리거나 하는 등의 증상이 일어난다. 이러한 상황을 한의학에서는 어혈(죽은 피, 썩은 피, 탁한 피)이 들었다고 말한다. 현대의학에서는 후유장애로 본다. 그러나 사실은 파괴된 세포조직이 원상회복을 못하고 있는 상태로 인체는 끊임없이 원상회복을 위하여 노력하고 있으며 이를 도와주도록 감각을 통하여 마음에

호소를 하고 있다. 특히 습도가 높을 때는 호소가 더욱 강력하다. 하지만 마음이 워낙 망각증이 심하여 깜빡 잊는 수가 많다. 손상된 세포조직의 원상회복(재생)법은 계란 노른자와 소금을 합한 계란떡이다. 피부기능을 활성시키며 독을 제거하고 소금과 결합하여 세포조직을 재생시킨다. 소금은 생명체 생성의 제 1원소다. 이 계란떡을 붙이면 뇌손상, 절골, 근육인대손상, 살조직손상 등을 말끔하게 재생시키며 후유장애가 사라진다. 필자가 현재까지의 임상을 참고하면 약 25년 전의 사고 후유증을 깨끗이 치료하는 기적같은 경험이 있다. 이는 필자가 수도하는 과정에서 발견하게 된 또 하나의 기적이다.

22. 노화기전 연구

인간은 누구나 세상에 태어나면 생로병사라는 수레바퀴를 돌게되어 있다. 여기서 사람들은 동서고금을 막론하고 어떻게 하면 늙지 않을까? 하는 문제에 대하여 많은 노력을 기울여 왔으나 아직 그 해답을 얻지 못하고 있는 실정이다.

현재 서양의학에서는 노화를 유발 내지 촉진하는 호르몬 또는 그에 비준한 정보매체가 있다는, 아직은 확실하지 않은 이론들을 가끔 발표하고 있다. 여기에 반하여 동양의학에서는 플라시보 효과를 노리는 이론들이 최근 자연요법가들에 의하여 목청을 돋우고 있으나 역시 실체는 없고 다만 고전에 의하면 늙지 않는 불노방과 늙은 사람이 젊어진다는 회춘방이 많이 있지만 아직 그 효과를 본 사람은 없는 것 같다. 또한 처방은 있으되 원인규명이 없어 역시 플라시보 효과인 듯하다.

하지만 인간이 태어나 변화하는 과정을 묘사한 대목에는 감탄

할 만큼 수긍이 간다. 그 기록에 의하면 남자의 변화는 8년 단위이고 여자의 변화는 7년 단위인데 남자 8세에 성장과 성호르몬이 분리되고 16세에 생식능력이 갖추어지며 24세에 가장 왕성하고 32세는 이모지년으로 노화가 시작되고 40세에는 근골이 굳어지고 48세에는 갱년기가, 56세에는 근골이 허하게 되며 64세가 되면 정수가 고갈되어 생식능력이 없어진다고 하며 여자는 7세에 성장과 성호르몬이 분리되고 14세에 포태능력을 갖추며 21세에 근골이 충만해지며 28세에는 이모지년으로 노화가 시작되고 35세가 되면 정력이 가장 왕성해지고 42세가 갱년기이며 49세가 되면 생식능력이 없어지고 경도가 끊어진다고 했다. 여기에 인체해부학적 생리체계를 대입하면 인체 세포는 혈액이 만들고 혈액은 골수가 만들며 골수는 신장이 만든다는 결론에 도달한다. 그리고 생명을 경영하는 주요 기능은 체온을 유지하는 일인데 이는 심장이 담당한다. 따라서 심장과 신장의 기능약화가 노화의 시작으로 미루어 볼 수 있다. 그럼 심장과 신장의 기능약화를 막고 예방하는 일이 곧 노화를 막는 일이 된다. 이 원리를 이용하여 환자를 상담한 결과 원인불명(현대의학적 신경성질환)이 해결되고 치료의 효과가 빠르며 기관기능의 정상화가 신속하게 진행되었다. 이로 미루어 심장과 신장기능의 노화(기능약화)가 곧 인간의 노화라는 잠정적 결론을 얻게 되었다고 보는 것이다.

23. 신경통 기전연구

신경통은 무엇인가? 신경통은 한마디로 신경계 전반에서 일어나는 어떤 부작용으로 통증이 일어나는 현상이다. 그러나 이것은 공평의학적 차원에서 볼 때는 질병이 아니고 무의식계의 인체가 의식계의 마음에게 무엇인가 시정을 요구하는 바램이며 정보통신 수단이다.

우리가 일반적으로 신경통이라고 하는 것은 노인들 또는 노화가 시작되는 갱년기의 장년들이 날이 궂을 때 또는 어떤 이유인지는 몰라도 땡기고 저리고 아픈 증상들을 일컫는다. 여기에는 인체의 균형 부조화에서 오는 기능신경통(좌골, 견비통)이 있고 산후조리의 잘못으로 간접화상에서 오는 기관신경통, 저기압일 때 수분 알갱이가 피부호흡을 막는데서 발생하는 고습도신경통, 사고로 타박손상 등에 의한 또는 무리한 육체적 노동의 후유증으로 나타나는 사후신경통(골병, 어혈 등) 등이 있다. 이 같은 신경통의 발생원인과 치료법을 살펴본다.

- 기능신경통 : 기능신경통은 신체의 골격균형의 부조화로 일어나는 신경통을 말하는데 높은 곳에서 떨어지거나 교통사고 등으로 인한 척추의 이상, 팔다리의 관절이상, 신장이나 심장의 기능 약화로 인한 등, 목, 허리의 근육이 약해져 디스크질환을 일으킬 때 발생되는 질환이다. 이는 골격교정 또는 신, 심장의 기능강화로 해결한다.

- 기관신경통 : 기관신경통은 보편적으로 공평증후군(산후풍)을 일컫는데 아이를 낳은 냉성체질의 여자들에게서 나타난다. 이는 산후조리를 잘해야 됨은 물론 이후에도 공평의학식 치료를 받아야 한다.

- 고습도신경통 : 고습도신경통은 일명 일기예보 또는 날궂이병이라고 하는 신경통을 말하고 이는 언제나 날씨와 깊은 연관이 있다. 즉, 저기압 때 공기 중에 많아진 물알갱이가 피부호흡을 막아 순환장애가 일어나고 그에 따라서 몸은 천근처럼 무거워지는 고통의 일종이다. 이때 바닥이 뜨거운

온돌방에 환부를 대면 물알갱이가 사라져서 호흡이 되므로 막혔던 숨통이 터지는 것 같아 아~~ 시원하다하는 감탄사가 튀어나온다. 이것을 일컬어 아이들은 어른들을 보고 이상하다고 하는 것이다. 뜨거운데 왜 뜨겁다 하지 않고 시원하다고 하는지 이해를 못하기 때문이다. 서양사람이 듣는다면 더욱더 의아해할 일이다. 해장국도 같은 이치다. 장호흡이 제대로 되지 않는데 뜨거운 국물이 들어가면 장호흡이 활발하게 진행되므로 하여 속이 뚫리는 기분을 느끼므로 아, 시원하다 하는 말이 저절로 터져 나오는 것이다(노화원인).

- 사후신경통 : 사후신경통은 사고와 충격, 골병(과로) 등으로 타박, 손상, 골절, 어혈 등이다. 사고의 후유증이 곧 신경통을 유발할 때 사후신경통(공평)이라고 명명한다. 사후신경통의 발병은 사고즉시 풀어버리면 후유증은 없다. 그러나 이를 방치하면 반드시 신경통으로 발전한다. 하지만 아직까지는 의학적으로 사고의 후유증을 사전에 막을 만한 기술이 없었다는 사실을 인정한다. 그렇지만 이제부터는 그 후유증을 막을 수 있는 기술이 필자에 의하여 개발되었다. 약간 원시적이긴 하시만 "21. 타박, 손상시의 세포재생" 편을 참고한다.

24. 자연의 정화작용에 관하여

인류가 살아오는 과정에서 요즘처럼 공해에 대하여 심각하게, 그리고 인류가 공감대를 형성하면서 그 대책을 논의하게 된 때는 없었다.

하지만 지금은 인류가 채택한 공해대책을 실천하지 않으면 안되는 다급한 상황이다. 그리고 우리가 사는 공간에서 공해를 퇴치시키지 못하면 우리들 자신과 우리들의 2세, 3세가 계속적으로 생명에 위협을 당하면서 불안한 삶을 살아가게 될 것이다. 이를 미연에 방지하기 위하여 우리는, 인류는 모두가 공해퇴치에 동참하고 있는 것이다.

여기서 우리는 공해에 대한 정확한 이해가 필요하다. 그 이유는 인간의 노력으로 퇴치가 가능한 공해가 있고 불가능한 공해가 있기 때문이다. 그리고 장소와 때에 따라 공해라는 물질도 변수가 있기 때문이다. 예를 들어, 인간이 인체에서 내 놓은 소변과 대변, 때 등은 옛날에는 유기질비료 역할을 하고 그 중요성은 식량생산 증대를 위한 절대적 역할을 했다. 그러나 지금은 엄청난 공해로 등장하고 있다. 또한 음식의 찌꺼기는 무한한 재생산을 가져왔다. 예를 들면 소나 돼지, 개를 키우고 닭, 오리를 키웠으며 하수구로 내려가 개천이나 논으로 흘러가면 고기를 키웠다. 그래서 옛날에는 문전옥답이라고 했고 그 논에서 붕어나 미꾸라지를 잡고 놀았던 시절이 있었는데 불과 2~30년 전의 일이다. 그 식량의 재생산에너지원이 지금은 곳곳에서 말썽을 피우고 경제를 좀 먹는 공해로 등장한 것이다. 따라서 옛날에는 자연정화시대였고 지금은 인력정화시대가 된 셈이다. 그럼 그 정화에 대하여 좀 더 살펴보자. 정화작용에는 크게 나누어 자연정화작용과 인력정화작용이 있다. 정화영역에는 공기정화, 수질정화, 토질정화영역이 있다. 여기에 공해를 발생하는 원인별로 분류해 보면 공장하수와 쓰레기, 가정하수와 쓰레기, 산업하수와 쓰레기를 들 수 있다. 또 바다에서는 기름유출과 어업쓰레기 등이 있다.

환경오염은 산업의 발달과 함께 정비례하고 있다. 단적인 예로 물질의 풍요가 쓰레기를 과잉생산하고 그 쓰레기로 인하여 수질과 토질이 오염되고 있다. 다시 말하면, 물과 흙은 자연정화의 능력이 있으나 지나침으로 인하여 정화능력을 부분적으로 상실하고 있을 뿐이다. 하지만 현재 공기정화는 자연적으로 이루어지고 있다. 더러는 스모그현상이라 하여 산업매연이 공기를 오염시키고 있다지만 하룻밤 자고 나면 깨끗해 진다. 만약 자연의 힘이 공기를 정화하지 못한다면 그날이 곧 인류의 멸망을 예고하는 날이 된다. 일상적으로 도시의 생활에서 오후가 되면 숨쉬기 불편한데 밤사이 정화가 되지 않고 계속된다면 오늘부터라도 인류의 멸망이 시작된다고 보아야 한다. 그러나 그렇게 되지 않는 이유는 밤사이 해풍이 육지를 덮어 화독을 제거하기 때문이다. 반대로 밤사이 쌓인 수독은 태양이 솟음으로 하여 육풍이 수독을 제거한다.

화독이 적은 옛날에는 수독의 피해를 입은 경우도 상당히 많았다. 화독은 공기 중에 매연 등으로 인한 오염된 상태를 말하고 수독은 공기 중의 습기로 인체의 질병을 유발시키는 기운을 말한다. 해풍은 염산과 비소가 들어 있어 밤이 되어 해풍이 육지를 덮을 때 화독이 중화되고 남은 해풍이 수독을 일으키는데 이는 건조한 육풍이 몰아낸다.

수실오염은 수량이 흐름으로 제독하는데 양과 비례한다. 수량이 적고 오염량이 많으면 포화가 되고 수량 자체가 독으로 동화한다. 토양오염도 역시 같은 현상이다. 독이 적고 토량이 많을 땐 독은 식물을 성장시키지만 독이 많고 토량이 적을 땐 식물을 죽이는 독(살초 : 제초)으로 변한다. 농민들이 사용하는 비료도 같은 맥락이다. 적당한 비료의 살포는 농작물을 잘 자라게 하고 튼튼하게 하지만 과용하면 농작물이 병들고 죽게 된다.

이처럼 환경오염은 그 양에 따라 환경을 파괴하는 힘이 정비례한다. 그럼 오염의 원인은 무엇인가? 가장 큰 오염원은 인구집중이다. 다음은 물질의 풍요, 세 번째는 산업의 발달이다. 특히 항공산업이나 자동차산업은 지구오염을 촉진시키는 주요 원인이라 할 수 있다.

25. 질병과 건강의 개념

건강이란 무엇이고 질병이란 무엇인가?
사람들은 흔히 건강과 질병에 대하여 많은 생각을 하고 투자를 많이 한다. 그러나 그 기준이 모호하여 어떤 상태가 건강이고 어떤 상태가 질병인지 정확히 알지 못하는 사람이 대부분이다.

먼저 건강에 대하여 살펴보자. 건강한 상태란 사람이 삶을 살아가는 과정에서 자신의 육체와 각 기능 기관이 있다는 사실을 알지 못할 때 또는 의식하지 못할 때가 건강상태라고 말할 수 있다.

여기에 반하여 질병은 그 반대이다. 즉, 농부가 일터에서 집으로 돌아와 앉으면서 "아이고 다리야!"라고 했다면 이미 그 농부는 자신의 몸에 다리가 있다는 사실을 인식하고 있음이요, 인식하게 된 동기는 다리 부분이 과로 했으니 빨리 쉬어 달라는 요구를 몸(무의식계)이 의식계(정신)로 정보를 전달하는 현상이다. 이로서 의식계는 무의식계에서 받은 정보를 머리로 전달하여 생각하게 하고 판단하게 한다. 생각은 여기서 일의 상황을 살펴보고 "조금만 더(한시간 정도의 일) 하고 집에가 쉬자"라는 판단 아래 일을 마치고 집에 도착하니 다리는 더 버틸 힘이 없다는 절박한 호소를 하게 되고 몸은 본능적으로 주저앉으며 마음도 본능적으로 말을 뱉는다. "아이고, 다리야!"

이것은 건강에 흠집을 내는 신호다. 이러한 현상이 쌓이고 쌓여 질병을 만들어 나간다. 질병을 만들어 내는 원인을 대략 분석해 보면 음식과 약물의 오남용으로 70% 과로나 무리한 힘을 사용하여 20%, 사건 사고로 10% 정도의 현상을 보이고 있다. 그럼 몸으로부터 의식계로 보내는 메시지에는 어떠한 것들이 있는지 대략적으로 살펴본다.

식약(食藥)부분 메시지(느낌, 위치, 원인)

배가 부르다(배가 있음을 의식하게 했다)…과식했다.
배가 고프다(배가 있음을 의식하게 했다)…식사 때를 지났다(밥을 달라)
배가 아프다(배가 있음을 의식하게 했다)…뱃속 어딘가에 염증이 생겼다.
뱃속이 쓰리다(배가 있음을 의식하게 했다)…위염, 위산과다.
뱃속이 부글거리다(배가 있음을 의식하게 했다)…장활동이 불안정하다.
뱃속이 묵직하다(배가 있음을 의식하게 했다)…염증이 깊어간다.
배가 더부룩하다(배가 있음을 의식하게 했다)…배에 가스가 찬다. 담즙이 잘 나오지 않는다. 12지장에서 음식이 소장으로 내려가지 못한다.
창자가 뒤틀린다 (〃) …부적성식약에 의한 충격을 받았다. 위염이나
경련이 일어난다   …장염이 있는 상황에서 정신적 충격을 받았다.
토사곽란(입, 배, 항문)…식중독, 약물중독

과로부문 메세지

걷는데 다리가 아프다(다리有感)…휴식시간이 지났다.
발목이 시큰거린다(발목)…체중(압력)이 과하다. 이상이 생겼다.
무릎이 아프다.(무릎)…체중, 휴식, 이상
손목이 시큰거리다.(손목)…무리하게 힘을 사용했다.(요, 척골이 벌어졌다)
손목이 아프다(손목)…이상이 생겼다.
팔이 아프다(팔)…무리, 과로했다.
팔이 땡긴다(팔)…목디스크가 발생했다.
다리가 땡긴다(다리)…허리디스크가 발생했다.
다리가 저린다(다리)…다리의 혈액순환에 장애가 있다.
팔이 저린다(팔)…팔의 혈액순환에 장애 발생
밥맛이 없다(식욕)…너무 과로했다.
몸이 무겁다(몸)
손발 움직일 힘도 없다(손발).
허리가 아프다(허리)…과로
머리가 아프다. (머리)…과로(생각을 많이 했을 때 등)
머리가 무겁다(머리)

증상별 메세지

머리가 아프다(머리 의식) ~뇌 에너지 부족(소비가 많다)
눈이 아프다(눈) ~에너지 부족(뇌에서 에너지 차단)
눈물이 흐른다(눈) ~비주관이 막혔다. 슬픔과 즐거움이 지나치다.
눈이 껄끄럽다(눈)…눈물이 잘나오지 않는다.
눈이 튀어나온다(눈)…안압이 높아진다(상기증)
귀가 아프다(귀)…귀에 염증이 생긴다.
귀가 가렵다(귀)…상기증, 귀에 혈액이 많다. 뇌에 열이 많다. 뇌의 온도조절능력을 상실했다.
코가 아프다(코)…코에 염증이 생긴다.
콧물이 나온다(코)…콧속에 열이난다. 더럽다.
코가 마르다(코)…폐, 기관지에 열이 찼다.
코가 막힌다(코)…코의 기능이 떨어졌다.
냄새를 못 맡는다(코)…콧속의 염증으로 후각이 마비됐다(축농증) 콧속의 기능마비(비염)
귀에서 소리가 난다(귀)…과로, 영양부족, 신장 기능이상. 귀에서 맥박소리가 들리고 느낀다(귀)…체력이 극도로 저하됨.
귀에서 물이 나온다(귀)…귓속에 염증이 심하여 열이 난다.
입술이 부르텄다(입술)…과로 심장기능이 약하다.
입안이 헐었다(입안)…혓바늘이 솟았다. 심장기능저하
염증이 생겼다(혀)…심장기능저하
이빨이 아프다(이)…치근염
이빨이 시그럽다(이)…치신경약화, 염증
편도가 부었다(편도)…심장기능약화, 과로
인후가 부었다(인후)…과로, 폐기능 악화
여드름이 난다(얼굴)…성호르몬분비에 대한 적응부족, 심장기능약화
여드름이 종기된다(여드름, 목, 가슴윗부분)…심장기능 약화
입술이 파랗다(입술)…심장질환
입술이 하얗다(입술)…혈액질환(백혈병), 심장기능약화
눈이 노랗다(눈)…황달(담즙분비가 잘 안된다)
눈이 빨갛다, 충혈 됐다(눈)…과로, 상기, 간기능이 저하됐다.
갑상선…심폐기능저하
임파선…심폐기능저하
유방암(유방)…심폐기능저하
기관지열(기관지)…폐기능 저하, 상기증
폐렴(폐)…폐암(폐)…심폐기능저하

증상별 메세지

잘 체한다(식도)…체열부족, 부적성식품섭생, 급식, 과로 위염(위) 심장기능저하, 부적성식품섭생
위암(위)… 〃
식도염(식도)…쳇증, 부적성식품섭생
식도암(식도)…심장기능저하, 부적성식품섭생
12지장염(12지장)…부적성식품섭생, 담낭기능저하
장염(장)…부적성식품섭생
위, 장천공(위, 장)…부적성식품섭생과다
장출혈(장)…부적성식품섭생
맹장염(맹장)…맹장순환장애
대장염(대장)…폐기능저하, 부적성식품섭생
대장암(대장)…심폐기능저하
치질(항문)…폐기능저하, 과로, 변비
마비증(전신)…기순환장애(체력저하)
저림(전신)…혈액순환장애(심장기능저하)
관절염(관절)…과로, 사고, 혈액순환장애
류머티스관절염(관절)…심장기능저하
상기증(상체, 머리부문)…심·신기능저하, 노화
현기증(몸, 머리)…내분비불균형
빈혈(몸, 머리)…심신기능저하
악몽, 가위눌림(꿈)…심장기능저하에 따른 심근경색, 심장마비
경끼, 기절(몸, 놀램)…신장기수축, 놀램, 기막힘
발바닥열(발바닥)…신장기능약화
손바닥열(손바닥)…심장기능저하
수족냉증(수족)…부적성식약섭생, 혈액순환장애
복냉(배)…신장기능저하
적백대하(자궁)…신장기능저하
빈뇨, 실뇨, 색뇨(생식기, 소변)…신장기능저하
전립선염(전립선)…신장기능저하
불임(자궁)…신장기능, 간기능저하, 체열부족
혈뇨(소변)…신세관 파열
자반증(피부)…모세혈관 출혈
코피(코피)…상기증, 혈압상승, 체압상승, 목신경이상
뇌출혈(뇌)…혈압상승, 체압상승, 심장기능 약화
부종(몸)…신장기능저하, 식약중독, 임신, 산후풍, 과로, 5장 기능저하

> **증상별 메세지**
>
> 노화(몸)…5장기능저하
> 건망증(생각)…신경집중현상, 무관심, 망각증
> 치매(노화)…심장기능저하
> 중풍(몸)…심신기능저하(반이하)
> 고혈압(몸, 머리)…혈관압력증가, 심장기능저하
> 저혈압(몸, 머리)…혈관압력저하, 심장기능저하
> 숨차다(가슴, 호흡)…심장병, 혈액부족, 노화
> 위하수(소화)…심장기능저하
> 목이마르다(목)…폐기능(기관지)에 열이 많다. 상기증
> 기침이 난다(목)…목이 마른다(기관지), 이물질이 들어왔다.
> 몸이 쑤시고 아프다(몸)…혈액순환이 더디다.
> 손발이 차다(손발)…혈액순환이 더디다.

26. 생명학의 태동

생명학은 무엇인가? 생명학은 생명체의 전반에 대한 접근이다.
생명의 발현에 대한 연구이며 생명이 갖는 특성에 대한 연구이며 생명의 유지에 대한 관찰이며 생명체의 성장과 노화, 번식에 대한 지속적 관찰을 함으로써 생명에 대한 경이로움을 일깨우고 생명에 대한 존귀함과 소중함에 대한 PR을 널리 함으로써 의학에 이바지하고, 생명과 자연이 따로가 아님을 인식시키므로 (天地人合一, 人乃天, 天人無間) 환경을 보호하고, 인간심리에 접근함으로써 인식을 함양시키고, 인간관계를 돈독히 할 수 있는 기틀을 마련하여 보다 더 많은 사람들에게 행복지수를 높여 주는 기회를 만들고자 '생명학'을 아우르고자 한다.

生命의 發見에 대한 소고
우주는 눈에 보이는 세계와 눈에 보이지 않는 세계가 있다
전(前) 세계는 동서고금을 통하지 않더라도 억측이 난무하다.

후(后) 세계는 누구나 보는 바와 같다. 하지만 보고도 모르는 현상이 생명세계다. 이를 누가 감히 부인할 수 있으랴! 이에 사람들은 생명세계를 우주의 섭리라 한다. 이 시대의 최고라 하는 학문이 과학이다. 그러나 과학은 물질을 분석하는 행위일 뿐, 생명을 아는 데는 역부족이다. 고(考)로 생명은 분석하는 것이 아니고 느껴야 하는 것이다. 세상에는 만사가 있되, 천금을 주고도 할 수 없는 일이 있고 무일푼으로도 할 수 있는 일이 있다. 생명을 아는 일이 바로 그러하다. 따라서 생명을 아는 일이란, 그 싹을 곰팡이로부터 하고 그 끝은 지금이다. 물질은 분석하면 그 근본이 나타나지만 생명은 분석하면 보이지 않는 세계로 사라져 버린다. 이것이 알 수 없는 원인이다.

(考)로 생명은 그 이전을 묻지 말고, 그 이후를 살피는 일이 생명을 위하고 옳은 일일 것이다. 우리 모두의 목적은 우리 자신의 안녕과 행복에 있다. 안녕과 행복의 기초는 건강에 있고, 건강은 참 의학이 있어야 하며, 의학이란 그 기초가 온전해야 우리의 미래를 기약할 수 있다.

● 생명과 생명체

생명은 살아있는 모든 것이며 생명체는 생명의 종을 일컫는다. 여기서 생명학의 중심은 생명체의 종(種) 중 인체이다. 인체를 알고 나면 인간을 알게 되고, 인간을 알게 되면 의학의 기초가 정립될 것이다. 생명은 우주섭리에 의한 자동시스템을 갖추고 있다. 생명학은 이 시스템을 연구하는 것이다. 과학적으로는 물질의 분석과 이동을 알 뿐, 생명의 정보는 얻기 힘들다. 생명의 정보는 해부나 분석이 아니고 관찰을 통한 이치, 그리고 명상을 통하여 얻어질 수 있다.

● 생리와 물리

① 생명 생리에서의 물과 불의 작용

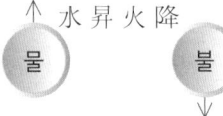

※나무의 뿌리는 물을 잎으로 보내고 나무의 잎은 불(햇빛. 열)을 뿌리로 보낸다.

② 물질 물리에서의 물과 불의 작용

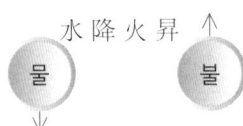

※물은 내리고 불은 오른다.

③ 수승화강(水昇·火降)은 생명 생리의 기초원리이자 생명존재의 개념이다. 만약 생명체의 생리작용이 수강화승(水降火昇)이 된다는 현상은 무슨 의미가 되는가?

- 인체의 건강에 대한 조화가 무너졌다.
- 인체의 축인 심장과 신장의 조화가 무너졌다.
- 인체가 이길 수 없는 질병이 발생했다.
- 인체 갱년기가 도래했다.
- 늙었다.
- 노병사(老病死)의 길목으로 접어들었다.(자연으로 (물질) 회귀 하는 과정)

④ 음양(陰陽)

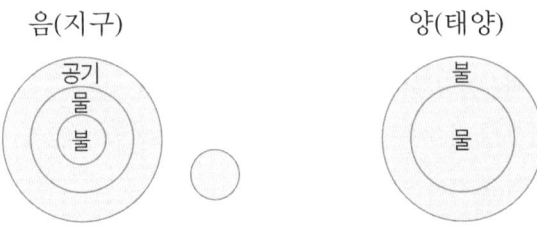

⑤ 오행(五行)

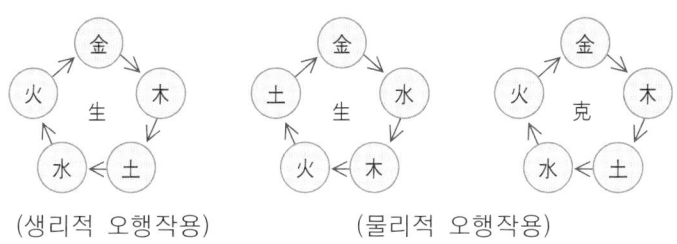

27. 공평(共平) 증후군 (산후풍)

무릎 어깨에 찬바람이 분다.

산후풍이란 무엇인가? 먼저 그 병명의 개념부터 확실하게 알고 넘어갈 필요가 있다. 왜냐면 산후풍은 동양인에게만 있는 특수한 질병이고 그로 인한 의료비 지출이 너무 과다하기 때문이다. 그리고 동양의 모든 여성들은 아이 낳기가 겁날 정도로 공포의 질병이기도 하다. 산후풍은 글자 그대로 산후의 바람이다. 다시 말하면 산후의 여성들이 찬 기운(바람, 물, 음식, 날씨 등)만 느끼게 되면 통증이나 시림, 저림 등 미묘한 이상 반응을 일으키는 한성이상반응증후군(寒性異象反應症候群)이다. 그러면 이러한 증상은 왜 일어나는가? 한성이상반응증후군은 피부 알러지 반응과 그 원리가 가장 흡사하다. 여성의 몸 구조는 아이를 낳고 난 후에는 원상회복상태로 되돌아간다. 그때의 기간이 동양에서는 49일로 잡는다. 이 기간 중 사고가 발생하는데, 사고의 원인은 냉성(한성)자극이다. 그럼 누구나 이러한 한성거부반응증후군(寒性拒否反應症候群)이 일어나느냐? 하면 그것은 아니다. 동양인에게만 일어나는데 동양인중에서도 여자, 여자 중에서도 임신의 경험이 있는 자, 임신 경험이 있는 자 중에서도 혈액형이 A형과 B형인 사람만이 여기에 해당된다. 그 이유는 다음의 두 가지 큰 원인이 있다. 그 첫째는 기후문제이다. 서양은 겨울과 여름의 기온차가 동양에 비하여 높고, 평균 공기, 습도가 낮다. 따라서 공기 중의 산소용해량이 적다. 그래서 폐의 기능기관이 크고, 따라서 모공도 크다. 그러나 동양인은 산소용해량이 많음으로 인하여, 폐의 기능기관이 적고, 모공 또한 적다. 두 번째 원인은 이와

같은 기후 문제로, 동양인의 피부모공이 바람이나 찬물, 또는 기타자극으로 모공이 수축 또는 막힌다는 점이다. 이로 인하여 산모(임신중절녀, 유산녀 포함)의 회복기간 중 냉성자극을 받으면 피부가 거부반응을 일으켜 모공을 닫아버린다. 피부호흡이 2%인데 여기서 얻어진 산소는 정맥혈의 이동을 도와준다. 그런데 갑자기 피부호흡이 멈추게 되면 혈액순환의 속도가 현저히 떨어지고 체내의 독소(가스) 배출이 막힘으로 몸이 붓는다. 이때 체내에서 비상대책을 강구하게 되는데 피부호흡 대신 폐호흡이나 장호흡에서 얻어진 산소를 차용하여 정맥순환을 돕게 된다. 이렇게 되면 자동적으로 호흡이 힘들어지고 심장기능이 저하된다. 이렇게 된 산모는 한성에 대하여 과민반응을 일으키고 병 면역이 약해져서 항상 병약자로 전락한다. 그리고 공기 중의 습도가 높아지면 작아진 피부호흡 구멍이 그나마 막히므로 통증을 유발하게 되는데 이것을 사람들은 일기예보를 한다고 한다. 또 산후풍을 앓는 사람들은 땀이 잘 나오지 않는 것이 특징이다.

● 조상들의 산후조리법

전통적인 산후조리법을 살펴보면 조상들의 초과학적 지혜에 탄복을 금할 수 밖에 없다.

더욱이 감탄스러운 사실은 산모와 아이를 똑같이 관리했다는 것이다. 여기에 오늘날의 의사들도 생각지 못할 완벽함이 놀라울 뿐이다. 이처럼 훌륭한 산후조리법을 원형 복원하여 일조가 되었으면 하는 바람이다.

산후조리의 기간설정

산후조리의 기간은 7(생리순환주기)일을 기준하여 3×7에 사지(四肢)가 결합하고 7×7에 원상회복되고 7×9에 정상생활로 되돌아온다. 산모는 산전 28일을 보호받으며 도합 91일간을 보호받는다. 태어난 아이는 7×9 內에는 바깥바람을 함부로 맞게 해서는 안되며 100일에야 비로서 바깥바람을 쏘일 수 있으며 건강하게 자라고 있음을 알리는 잔치를 벌인다. 이것이 신체의 생리주기를 기준으로 하는 산후조리의 원칙이나 시대상황에 따라서 신분을 나타내기도 했다. 또 산모 가정의 형편에 의하여도 기간이 설정되는 예도 많이 있었다.

금기사항과 가족관리

금기사항은 산모만 지키고 있는 것이 아니고 가족 모두가 혼연일체 되어 새 명의 탄생을 축복하는 차원에서, 그리고 산모와 아이의 건강과 안전을 위해서 철저히 지켜야만 했다. 이 금기사항이야 말로 두 생명에 관한 안전과 가족의 미래가 좌우되는 선택이었기 때문에 철칙으로 받아들여 졌다. 이 금기사항을 어김으로써 벌어지는 무서운 불행에 대하여 몇 가지 예를 들어 보겠다.

어느 산모가 산달에 오리고기를 먹고 발가락, 손가락이 붙은 아이를 낳았다는 이야기가 있다. 그리고 아이 아버지가 산후 7일 안에 토끼를 잡아 술안주를 하였는데 갑자기 아이가 토끼와 똑

같은 시늉을 하면서 자라다가 죽고 산모도 목을 매어 자살하였다는 이야기도 있다. 어느 집은 7일 안에 아버지가 상가에 문상을 다녀왔는데 그 날부터 아이의 울음소리가 곡하는 소리로 변해 버렸다. 실제로 곡소리를 내면서 우는 아이가 많다고 한다. 또 산달에 아버지가 사냥을 나가서 노루를 잡았는데 아이가 태어나 노루가 총을 맞고 죽는 모습을 재현하면서 그대로 죽은뒤 5대 독자의 대가 끊겼다. 그리고 산모가 임신 중에 놀라서 낳은 아이가 경기를 심하게 하고 지금은 간질병으로 고생하고 있다는 등의 이야기는 요즘 세대들이야 미신이라고 일축시킬지 모르지만 우리 주변에는 오늘날 이러한 믿지 못할 일들이 많다는 사실을 어떻게 설명하겠는가? 이 처럼 금기사항은 가족 모두에게 해당되므로 산모의 금기사항은 가족에게도 똑같이 적용되고 관리되어 왔다.

● 발한작업

산후 산모의 건강을 위하여 발한(땀내기)작업에 신경을 썼다. 산모가 땀을 흘리지 않으면 독소 배출이 되지 않아 백 병이 발생하므로 이를 지키는데 방을 뜨겁게 하여 조리기간 중 계속 땀을 흘리도록 난방에 힘을 썼다.

● 방풍

산모가 만약 바람을 쏘이면 땀구멍이 막히므로 방안 구석구석을 도배하고 문은 한 곳만 통하게 했으며(바람이 유통되지 못하도록) 산모가 문 밖을 나갈 때에는 전신을 따뜻하게 감싸고 눈만 볼 수 있도록 하였다. 그리고 몸을 씻을 때는 가능한 더운 물에 수건을 적셔서 닦아내고 목욕하는 일도 금기사항이었다.

● 식이요법

산모의 식이요법은 누구나 잘 알듯이 닭 잡고 미역국 끓이는 일일 것이다. 그 원인에 대해서는 아직 기록을 본 일이 없고 현대의학에서 약학이나 식품영향을 연구하는 사람들에 의하여 미역국은 피를 맑게 한다고 한다. 그런데 산모에게 왜 닭고기가 필요한 것인지 필자가 연구해 보았다. 동의보감이나 본초의 기록을 살펴보면 닭고기는 폐결핵이나 폐암을 치료할 정도로 폐기능에 좋은 식품이다. 그래서 닭고기를 먹으면 땀구멍이 열려서 커지고 땀이 더욱 잘 나오며 미역국은 피를 맑게 걸러주므로 산모가 산후풍을 막을 수 있도록 해준다. 그리고 찬물이나 가루음식을 먹지 못하게 하는 것 또한 냉성식품이고 땀을 못나게 억제하는 힘이 있기 때문에 금기로 하는 것이다.

● 산모관리

산모의 관리는 정확하고 신중하게 관리되어야 한다. 옛말에 산후조리를 잘 하면 백 병이 사라지고, 잘 못하면 만병의 근원이 된다고 했다. 연성체질은 크게 문제되지 않지만 앞에서 밝혔듯이 냉성체질은 절대 주의하지 않으면 안 된다. 산후 49일간이, 일생을 행복하게 하기도 하고 불행하게 하기도 한다

산후풍은 공평산후증후군(共平産後症後群)으로 동양인의 산모 중 냉성체질에만 일어나는 산후후유증 질환이다. 이러한 산후풍을 분류해 보면 대략 다섯가지로 나눌 수 있다.

● 습풍(일기예보)

흔히 날궂이 한다고 하는 증상이다. 보통 습도가 70%(기온

20°~30° 사이) 선상에 오르면 어김없이 전신에 이상 징후가 나타나서 괴롭게 만든다. 그것은 앞에서 설명한바와 같이 습기 찬 공기 속의 작은 물알갱이가 피부 모공을 막아 피부 호흡이 막힘으로 순환장애를 받아 통증이 일어나는 현상이다.

● 순환풍

순환풍은 산후조리의 잘못으로 담이 결린다든가 이곳저곳 돌아다니는 통증을 말한다. 산후 영양실조나 냉방에서 잠을 자거나 과로했을 때 발생하는 증상이다.

● 풍폐색

풍폐색증은 피부알러지의 일종으로 바람만 피부에 닿으면 피부호흡 구멍을 닫아 그 주위가 붓는 증상이다. 산후조리 기간 중 선풍기 바람을 쏘였거나, 찬바람을 쏘여 내부기능에 위험을 느꼈던 산모에 한하여 일어나는데, 이는 피부가 과민반응을 보인 탓이다. 이러한 증상을 보고 자라보고 놀란 가슴 솥뚜껑 보고 놀란다는 속담과 같다고 보겠다. 이 증상은 피부가 한 때의 위험상황을 망각하지 않고, 지속적으로 기억되어 있기 때문이다. 인체의 감각기능은 아주 약할 때와 아주 강할 때에 민감하게 반응하며, 최악의 상황까지 기억해낸다. 여기서 한 가지 중요한 사실은 인체의 감각기능은 대부분 인간의 의지와는 별개로 작용한다는 점이다. 만약 인체의 감각과 인간의 의지가 하나로 동시작용이 가능한 어떤 사람이 있다면 그 사람은 전지전능하여 무소불위하며 무불통지하게 된다. 서운하지만 아직 인류사에 그러한 전인(全人 : 유리성)은 나타나지 않았다.

◉ 관절풍

관절풍은 무릎, 어깨, 허리 등 몸의 이곳저곳 관절에서 찬바람이 솔솔 분다는 증상이다. 실제로는 바람이 불지 않는데도 기온이 15° 이하에서는 거의 쉬지 않고 바람이 일어나는 착각을 일으킨다. 이 증상은 주로 관절에서 순환장애가 일어나는 타입인데 이는 산후조리 기간 중 무거운 짐을 운반하거나 무리한 힘을 사용한 산모에게 잘 나타난다.

◉ 냉풍

냉풍은 기온이 내려가거나 체온이 떨어질 때 전체적으로 순환장애가 일어나는 현상이다. 이러한 증상이 있는 사람은 찬물에 손을 넣는 것 조차 힘들고 생수나 냉수 약수조차 마시면 문제가 발생한다. 무조건 뜨거워야 한다. 이러한 사람은 산후조리기간 중 냉성음식이나 찬물을 마셔서 장세포 까지 알레르기 반응을 나타내는 증상이다. 이러한 이치를 모르는 사람들은 모두가 이해할 수 없다. 의사는 물론이고 가족들까지도 이해를 못하는 경우가 흔하다.

◉ 산후풍(공평산후증후군)의 대책

산후풍을 초기에 다스리지 못하면 자동으로 시간이 흐름에 따라서 합병증이 발생하게 된다. 여기서 가장 무서운 합병증이 피로증후군 가운데 전신무력증이다. 전신무력증에 걸리면 하루 종일 잠을 자도 피곤하고 주부는 겨우 밥을 해 먹을 정도의 힘을 유지하는 경우도 대단히 많다. 그러나 문제는 어떤 병원에서 검진을 받아도 '이상무'라는 것이다. 참으로 복장 터지는 소리다. 사람은 죽겠는데 이상이 없다고 하니 결국은 꾀병이라고 원망을 들을 수 밖에 없고 그래서 더욱 악화되는 절망적인 상황이 되기 때문이다. 그래서 가난하거나 할 일(목표)이 있는 사람은 무력증이나 우울증에 걸리는 확률이 극소수이고 또 잘 이겨나간다. 그러나 생활에 여유가 있다거나 할 일이 없는, 즉, 희망(생의 욕구)이 없는 사람일수록 이러한 증상에 시달리게 된다. 일반적인 합병증으로는 부분무력증, 신경무력증, 간무력증, 심장무력증 등이 있다. 이러한 증상들도 모두가 피로의 누적이 원인인데, 산후 환경이 바탕이 된 것 뿐이다.

● 전래 산후 특효약의 위험

우리는 조상들로부터 전래되어 온 산후 특효약이 있다. 흑염소, 가물치, 잉어 등이 대표적인 그것이다. 그런데 위험한 문제는 아무나 구별 없이 복용하는데 있다. 다시 말하면 열성체질은 산후 보약으로, 또는 산후풍 예방으로 흑염소를 복용하면 오히려 질병체질이 되어 버린다. 안타까운 일이 아닐 수 없다. 열성체질의 산모는 산후조리나 빠른 회복을 위하여 약을 필요로 할 경우 가물치나 잉어를 고아서 복용하면 도움이 된다. 그리고 열성체질의 산모는 처녀시절이나 산전에 건강상태가 양호했다면 특별히 동양식 산후조리가 필요 없다. 가볍게 걸어서 골격의 재결합을 도와주고 인대근육의 수축을 도와주기 위하여 가벼운 샤워를 하는 것이 좋다. 그러나 열성체질이라 해도 처녀 때나 산전에 병약했다면 산후조리 기간 동안 안정과 휴식이 절대 필요하다. 단 냉성체질은 건강했는지 병약했는지를 떠나서 산후조리 기간을 잘 지켜야 한다. 그리고 흑염소나 잉어는 좋지만 가물치는 절대 해악을 끼친다. 또한 찬물을 마시거나 손발을 씻거나 샤워를 해서는 안된다. 단 끓인 물을 사용하는 것은 상관없다. 혹 어떤 냉성체질의 사람이 가물치를 고아먹고 산후병이 좋아졌다고 말하는 경우가 있기는 하다. 그러나 그것은 독으로서 독을 쫓아내는 일이긴 하지만 반드시 그 후유증이 남아있고 언젠가는 그 후유증으로 문제가 야기될 수 있다.

● 산후풍 치료와 그 처방

산후풍은 앞에서 분명히 설명했지만 냉성체질에만 나타나는 특성이 있고 열성체질인데 산후풍이 있다면 그것은 식중독 증상이지 산후풍은 아니다. 그러나 결과로는 산후풍처럼 느껴진다. 이 경우는 남자도 마찬가지다. 필자와 상담환자중 남자로서 선풍기 바람이나 에어콘 바람만 쏘여도 가슴에 통증이 일어나고 전신이 무력해지는 사람도 있다. 따라서 치료의 첩경은 먼저 혈액형 검사를 정확히 하여 체질을 파악해야 한다. 두 번째는 음식이나 약을 가려야 한다. 세 번째는 치료에 임해야 한다.

● 치료

산후풍 치료를 받아야 할 사람은 무조건 냉성체질이니 이제부터 냉성을 기준으로 설명한다. 먼저 심장을 강화시켜야 한다. 왜냐하면 겨울 태양을 봄 태양으로 바꿔야 약효나 치료효과가 나타나기 때문이다. 심장기능을 강화시키는 방법은 뜸 외에는 아무런 방법이 없다. 그 뜸도 전중좌측 생기축혈(生氣蓄穴) 한 군데 뿐이다. 생기축혈은 사람에 따라서 위치의 차이가 있다.

선천적으로 심장기능이 약한 경우는 정중선 상부에 있고, 보통은 정중선에 있으며 선천적으로 강했던 사람은 정중선 하부에 위치한다. 좌측으로 약 5㎜ 떨어진 곳을 손가락 끝 지문부로 자세히 눌러보면 홈이 나타난다. 이때 통증을 가장 심하게 느끼는 지점인데 혹 통증을 전혀 느끼지 않는 사람도 있다. 또 대부분 심장기능이 약한 사람은 그 부위가 가슴뼈에 닿아있지 않고 부풀어 있다. 1일 50장씩 3개월간 꾸준히 뜸을 뜨고 나서 1주일에 1회씩 규칙적으로 떠주면 모든 악성질환을 예방까지 한다. 다음으로 신장기능을 강화해야 한다. 신장기능 강화는 복약으로만 가능하다. 세 번째는 산후풍을 쫓는 처방인데 제니탕(薺苨湯)을 3개월정도 복용하면 일기예보나 산후풍의 7~80%가 사라진다.

● 제니탕

제니라는 약초는 게로기, 딱주, 딱지, 잔대 등의 이명으로 불리워지는데 한약건재상이나 산에 가면 얼마든지 구할 수 있다. 사용법은 제니 5g에 물 4홉, 소주 4홉을 넣고 끓은 다음 불을 약하게 하여 5~6홉이 되면 1일간 마신다. 사람들은 조금만 번거롭고 불편하면 실행하지 않는 버릇이 있는데 그 생각, 그 행위가 불치병과 고질병을 만든다. 그 외에 권할만한 처방은 생강차를 1일 다섯잔 씩 꾸준히 마시면 효과가 있는데 제니탕 만은 못하다. 또 100% 완치를 위하여 앞의 치료를 하고 여름에 바닷가에 나가서 닭고기를 넣은 미역국을 먹으면서 15~30일간 모래찜질을 하면 비로소 피부기능이 원상회복되어 산후풍으로 부터 벗어날 수 있다.

28. 천부경(天符經)

필자가 천부경을 운운한다는 것은 그 자체가 언어도단이요 황당무계한 일이다. 그간 학자 제현들이 다각적으로 천부경을 설하고 논하는데 이 또한 황당무계하다 하지 않을 수 없어 감히 몇자 적는다.

天符라 함은 하늘의 법도와 그 이치가 땅에서 이루어짐에 추호의 오차도 없이 정확하게 일치함을 뜻하는 바 그 이치를 밝히는 길이다.

전하는 바로는 天符에 삼인(三印)이 있다고 하였으니, 三印은 무엇인가?

三印 의 대강은 이렇다.

● 천부인

천부인은 우주의 이치를 밝혀놓은 天符經을 일컫는다. 천부경은 세로 아홉 자에 가로 아홉 줄이다. 사실은 5언절구로 18구를 이룸인데, 세로 아홉 자의 가운데 한자가 반복 사용되어야 이 경이 풀어진다. 원래 우주, 지구, 1년, 하루는 모두 둥글어서 360°를 의미한다.

천부의 이치를 설명하는 실체가 바둑판이다. 바둑판을 잘 살펴보면 우주가 보일 것이다. 가로와 세로 19줄의 합이 361이다. 가로와 세로 19줄은 18칸을 이루니 이는 우주의 절반인 180°를 의미한다. 화점 9점은 구궁도이다.

● 해인(海印)

해인은 태양력과 태음력이다. 태양력은 24절기를 기준하고, 태음력은 날씨를 의미한다. 따라서 절기와 일기를 의지하여 인간은 농사를 짓고, 고기를 잡고, 산림을 관리하고 이어 기술을 개발하여 도구를 만들어 쓴다.

이러한 해인의 이치를 설명하는 실체가 윷판이다. 윷판은 북극성을 중심(중앙점)하여 북두칠성이 이동하여(4방) 쉬는 28숙을 표현 하였다. 그래서 우리 민족은 정초(설날)에 가족들이 모여 윷놀이 판을 벌인다.

여기서 지혜로우면 모, 걸, 윷으로 1점을 획득하고, 지혜롭지 못하면 21좌를 돌아 1점을 획득하게 된다. 그 결과로 1년의 운수와, 농사의 흉작, 풍작을 점쳐 보았으며, 협동심을 시험하였다.

법인(法印 : 王印옥쇄, 人倫)

옛 철인이 이르되 "인간은 사회적 동물"이라 했다. 인간사회는 반드시 법이 있어야 했다. 우리 조상들은 8조금법과 8조권법이 있었다. 이것이 법인이다.

법인은 누가 관리를 하는가? 法의 전설에 의하면 왕이 신하들의 법을 집행하고, 신하는 백성들의 법을 집행하였다. 그래서 법의 집행은 공정함을 생명으로 삼았다. 문제는 왕의 허물은 누가 집행 할 것인가? 이다. 여기서 해태가 등장한다. 즉, 해태는 왕이 허물이 있을시 왕을 물어 죽이고, 신하들은 새로이 왕을 뽑아 왕좌에 앉혔다. 따라서 인류사회가 형성되고, 법이라는 글자를 만들 때, 해태치(廌) 아래 법법(法)자를 썼다. 이것이 법법(灋)자의 원자이다. 이러한 법을 실행하는 구성을 군신좌사(君臣佐使)라 하였다. 이처럼 법인의 이치를 깨치도록 설계된 실체가 장기판이다. 장기판에는 군신좌사의 배열이 되어있다.

● 천부경해설

① 일시무시일(一始無始一)
세상의 시작은 오로지 무에서 비롯되고.
② 일석삼극무(一析三極無)
무를 누니 극(天地人. 북극, 황극, 남극)이다.
③ 진본천일일(盡本天一一)
세상의 모든 근본은 하늘과 땅 陰陽(음양)이요
④ 일지일이인(一地一二人)

이 같이 하늘과 땅 사람이 거듭되어
⑤ 일삼일적십(一三一積十)
　　세상만물이 창조되니 천지에 가득하다.
⑥ 십거무궤화(十鉅無匱化)
　　열린 세상 크고 막힘이 없으니.
⑦ 삼천이삼지(三天二三地)
　　삼천의 세계는 삼지로 거듭나고.
⑧ 지이삼인이(地二三人二)
　　거듭된 땅은 삼인으로 거듭되고.
⑨ 삼대삼합육(三大三合六)
　　삼대가 삼합하니 실체라.
⑩ 육생칠팔구(六生七八九)
　　음이 생하니 24절기요.
⑪ 운삼사성환(運三四成環)
　　셋씩 넷으로 일년을 이루니.
⑫ 환오칠일묘(環五七一妙)
　　열두달이 절묘하도다.
⑬ 연만왕만래(衍萬往萬來)
　　넓고 넓은 우주에 만물이 오고가니
⑭ 래용변부동(來用變不動)
　　오가는 것은 용이요 변이요 부동이요.
⑮ 본본심본태(本本 心本太)
　　근본의 근본은 마음으로부터 비롯됨이요.
⑯ 태양앙명인(太陽昂明人)
　　크고 높고 밝은 것은 사람의 지혜라.
⑰ 중천지일일(中天地 一一)
　　오로지 천지 가운데 으뜸이라.
⑱ 일종무종일(一種無終一)
　　세상의 끝은 무로 돌아간다.

【참고문헌】

황제내경 (왕빙, 문광도서 유한공사)
동의보감 (허준, 대성출판)
향약 대사전 (영림사간, 정진섭, 신민교공저)
인체 생리학 (수문사, 최헌지음)
방약합현 (남산당, 황도연원저)
천연물 화학 (영림사, 천염물, 화학교재, 편찬위원회)
우주변화의 원리 (행림출판, 한동석저)
혈액형이 체질이다.(행림출판, 조대일저)
제세보감 (문기홍저)
험방집 (한성출판사, 이사필)
병리학 (고려의학, 감수, 역자대표)
약리학 (고려의학간, 서울대의대 약리학교실)
생명 (생물의 과학, 교보문고간)
본초강목 (고문사, 이시진)
황제내경독해 (성보사간, 배경철주해)

웰빙기공 천부공(천부공)

氣功師수련생 모집

수련과정

1. 친인계(親人階) : 생활건강(대체의학)
2. 교인계(敎人階) : 氣功師(敎師)
3. 心人階 : 黃氣師
4. 修道階 : 白氣師

수련기간 : 요람에서 무덤까지

天符思想
同苦同樂弘益人間
相扶相助 理化世界
사람과 사람(사람들)이 어려움(간난신고)도
함께 헤쳐 나가고 즐거움(경사)도
함께 나눌 때 이로움이 크고
백지장도 맞들고, 앞에서 끌면 뒤에서 밀어줄 때
그 세상이 낙원(이화세계)이다.

天符氣功人의 길

視民如傷
一視同人
如親何人
如意江山
이웃 보기를 내 몸 상처 보듯이 하고
사람 대하기를 한결같이 하며
누구든지 내 친족처럼 대하며
이 뜻을 어질고 지혜롭게 행하되
강과 산처럼 변치 않는다.

氣는 宇宙變化의 주체이다. 우주 자체는 氣物이며 氣物에서 발생되는 氣(磁器 : 음이온과 양이온) 즉, 힘이다.

氣는 상황에 따라서 離合集散하며 밀고, 당기고, 전진, 후퇴하며 퍼지고 오므라드는 현상을 빚는다.

氣는 유형과 무형이 있다. 유형은 시각으로, 무형은 감각으로 확인할 수 있다. 유형의 대표적 실체는 생물이며 움직이는 것이고, 무형은 빛, 소리, 바람 등이다.

氣는 陰陽五行으로 분류 할 수 있다. 음기, 양기, 냉기, 풍기, 습기, 열기, 공기 등이다. 물질에 따라서 토기, 목기, 화기, 수기, 금기 등으로 칭할 수도 있고 색상, 느낌, 흐름, 변화, 대소, 다소, 위치 등에 따라서 칭할 수도 있다.

예를 들면 사람을 보고 생기가 있다, 없다, 원기가 있어 보인다, 사기가 감돈다, 인기척이 있다, 풍기가 있다 등이다.

氣功師는 氣요리사다. 요리사는 없는 것을 만드는 것이 아니고 있는 것을 조화시키는 것이다.

따라서 기공사가 환자를 치료한다면, 환자에게 氣를 넣어 주는 것이 아니고 환자의 몸속을 흐르는 氣를 조절 해 주는 것이다. 뭉친 기운을 풀어주고 흩어지게 하며, 막힌 곳을 뚫어지도록 하며 약한 곳을 강해지도록 氣를 유인하고 조절한다. 약도 기공의 한 종류다. 약기운에 의하여 몸속의 六氣가 조절되는 것이다. 이로 미루어 의사나 약사, 요리사, 어머니, 아버지는 모두 기공사다.

또한 몸과 마음을 이롭게 하는 자는 모두 기공사다.

특히 이웃을 위한 積善者는 일류기공사다.

天符功 수련원

- 天符禪院
- 서울 서초구 서초3동 1571-21 장원빌라 302호
- 문의전화 02) 3474-1634

맺는말

　여기까지 읽어주신 독자 제현들께 먼저 깊은 감사의 인사를 올린다. "감사합니다."
　21세기 인류의 화두는 "자연의 치유다"다.
　원래 생명체는 자연치유 외의 길은 없다. 그럼 의학의술은 무엇인가?
　의학의술은 진통학이다. 진통학은 무엇이며 왜 필요한가?
　시간벌기다. 인체가 스스로 치료할 수 있는 시간과 공간을 확보하는 일이 곧 치료이기 때문이다. 보편적으로 사람들은 "자식을 키웠다, 농작물을 길렀다, 소를 길렀다, 어디서 치료를 받았다" 하는 등의 말들을 한다. 그러나 가만히 생각해 보면 어딘가 조금 어색하다. 키우는 게 아니고 보살폈다, 돌보았다, 또는 가꾸었다가 맞다. 치료도 같은 맥락으로 치료는 스스로가 하는 것이고 의사나 약사는 치료의 환경 즉, 시간과 공간을, 약이나 기술 등으로 확보 해 주는 것이지 엄밀히 따지면 치료는 아니다. 다만 편의상 또는 습관상 사용하는 말이다.
　그렇다면 시공간을 확보 해 주는 기술이 어느 것이 좋은가? 또는 어떤 차원에서, 어떤 방법으로, 기술을 개발해야 좋을지가 문제이다.
　지금 우리나라에선 서양의학과 동양의학의 두 축에 의하여 국민건강이 유지되고 있다. 문제는 동서의학의 기초가 부실하다는 것이다. 여기에 엎친 데 덮친 격으로 우리의 의식이 급한데도 의학의 발전을 저해하는 큰 원인이 되고 있고, 더 큰 원인은 병이

낫고 안 낫는 것은 두 번째고, 먼저 의사의 경력이 화려한가? 시설이 화려한가? 방송에 나오는 의사인가? 간판이 큰가? 하는 등의 외형에 의지하고픈 마음이 더 크다는 것이다. 그래서 그런 곳에서는 터무니없는 약값이나 진료비를 청구해도 무조건 따른다. 그런데 '자연치유'라고 하면, 먼저 낫고 안 낫고는 접어두고 자격증이 있느냐? 과학적인 증거가 있느냐? 치료한 데이터가 있느냐? 언제부터 했느냐? 기간은 얼마나 걸리느냐? 책임질 수 있느냐? 하는 등 검사의 심문은 뺨칠 정도로 추궁에 추궁을 거듭하고 다짐을 받는다. 이러다 보니 자연치유사들은 날로 의술이 발전하고 의사들은 날로 의술이 둔화되고 있는 실정이다. 여기에 외국에 가서 새로운 기술을 도입한 의사들만 바쁘다. 그러다 보니 너도나도 외국기술을 도입하고 있다. 이제는 맛사지나 맹인들의 안마까지도 외국기법이라야 알아준다.

필자는 이처럼 우리가 우리 자신들의 탓만 하고, 넋나간 체 손 놓고 앉아있는 우리들 정신세계의 황폐화에 통곡한다.

자연치유는 어디까지나 생명력 자체치유다. 우리의 마음도, 정신도, 누구의 기술도 아니다. 다만 생명체가 좋아하는 환경과 좋아하는 먹거리만 제공하게 되면 누구든지 어디에서든지 건강할 수 있다.

의성 히포크라테스의 말처럼 "의사의 주요 임무는 환자의 몸에 해로운 짓을 해서는 안된다."라는 의미를 되새겨 보아야 한다.

우리가 우리들의 몸을 우리의 의식대로 움직인다. 그러나 몸속의 세포활동은 의식대로 움직일 수 없다. 이 세포활동이 생명력이다. 이 생명력을 보편적으로는 강약을 조절할 수 있다. 즉, 나쁜 음식을 먹어주면 생명력은 약해지고, 좋은 음식을 먹어주면 생명력은 강해진다. 문제는 좋고 나쁜 음식의 명확성이다. 그리고 미세함이다.

미세하다고 하여 무시하는 경향이 많다. 그러나 그 미세함에 의하여 세상이 움직인다는 사실에 대하여 알지 않으면 안된다. 즉, 한 마리의 늑대는 100마리의 양을 몰고 다닌다. 사람은 만물을 지배하면서도, 눈에도 보이지 않는 세균에 의하여 쓰러지고 넘어진다. 미세함의 극치라 말할 수 있을 것이다.

차 한잔, 물 한 모금, 식사 한 끼, 술 한잔에도 건강의 물길을 바꿀 수 있는 힘이 존재한다는 사실에 대하여 늘 깨어있는 정신으로 살아갈 때, 너와 내가 함께 하는 세상이 아름다워 질 것이다.

끝으로 독자 제현들의 행복한 삶을 기원하며, 이 글의 출판을 맡아주신 다사랑의 신성길 사장님께 깊은 감사를 드린다.

2008년 中秋之節 聞慶에서
―占風 識

혈액형 의학의
체질이야기

Ⅳ권 - 간 기능계 질병과 당뇨병

- 2008년 12월 15일 인쇄
- 2008년 12월 24일 발행
- 저   자 : 조 대 일
- 연구실 : 02) 3474-1634
              010-7289-2656
- 등록번호 제17-287호
- 펴낸곳 : **도서출판 다 시 랑**
            서울시 동작구 상도동 501-1
            02) 812-3694
- 펴낸이 : 신 성 길

값 12,000원

ISBN 978-89-90214-64-5 03510

무단 전재와 복제를 할 수 없습니다.
잘못된 책은 바꿔드립니다